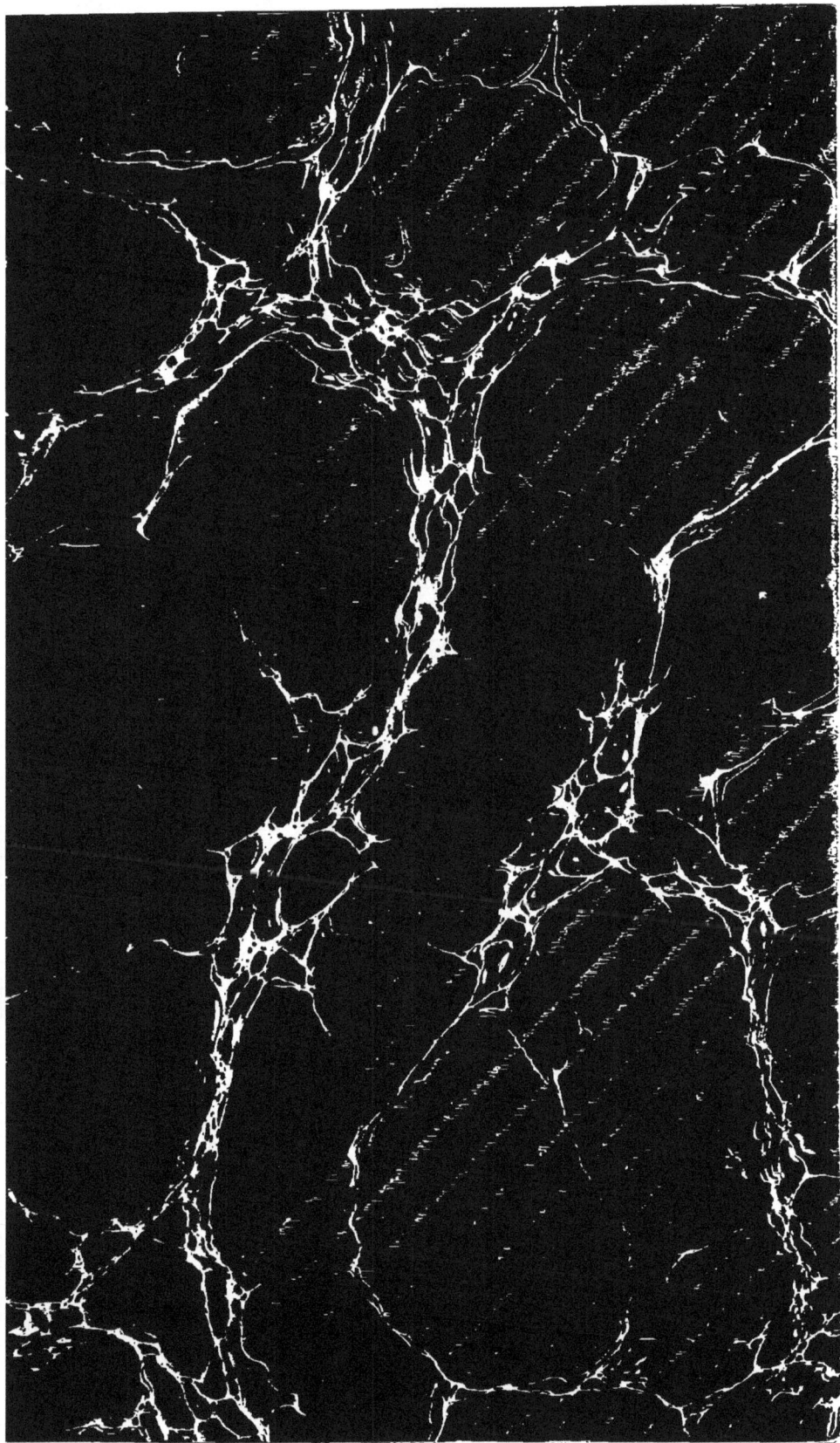

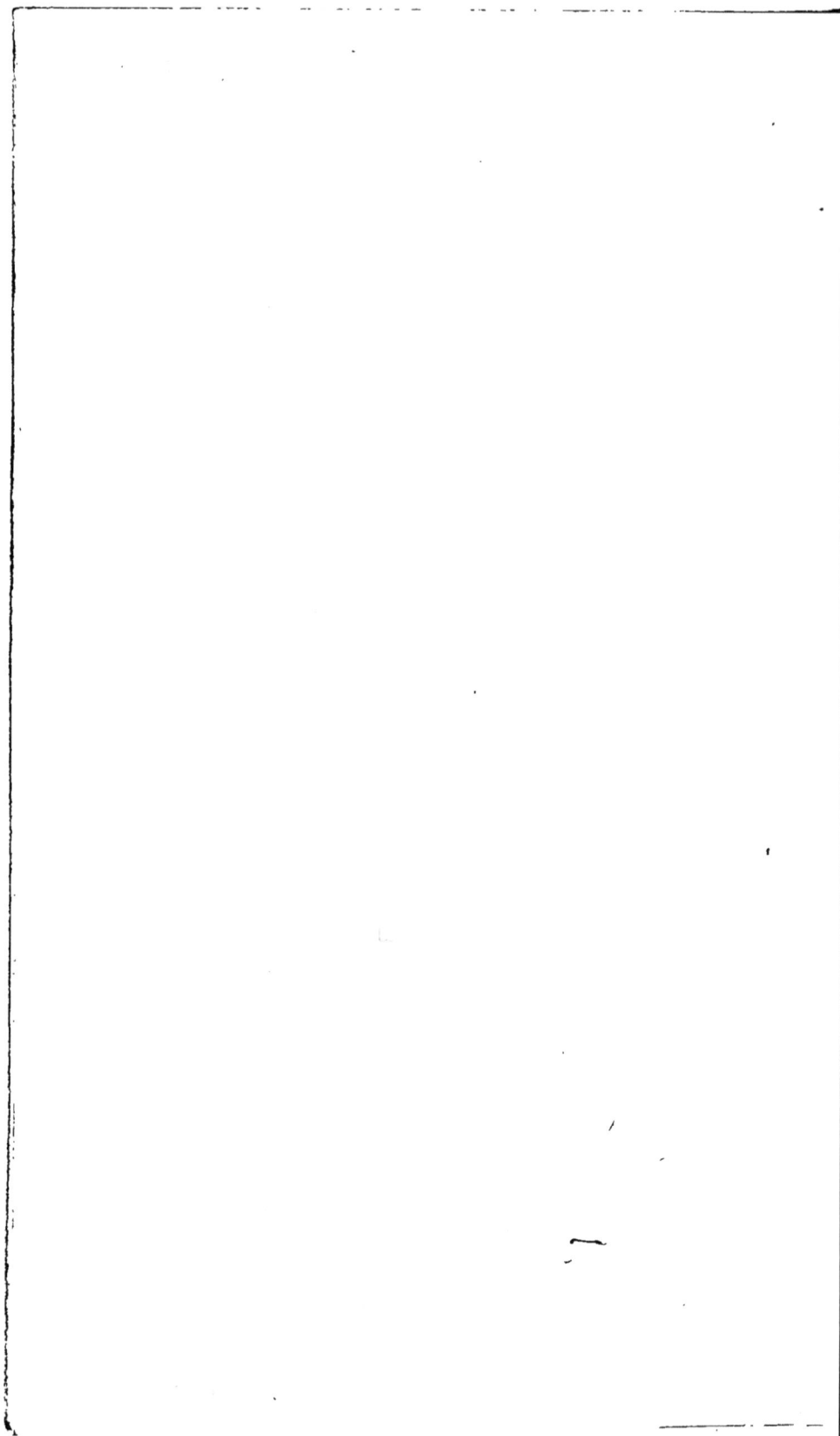

# CONSEILS AUX MÈRES

CONCERNANT

## L'HYGIÈNE ET LES MALADIES LES PLUS COMMUNES

DE L'ENFANCE.

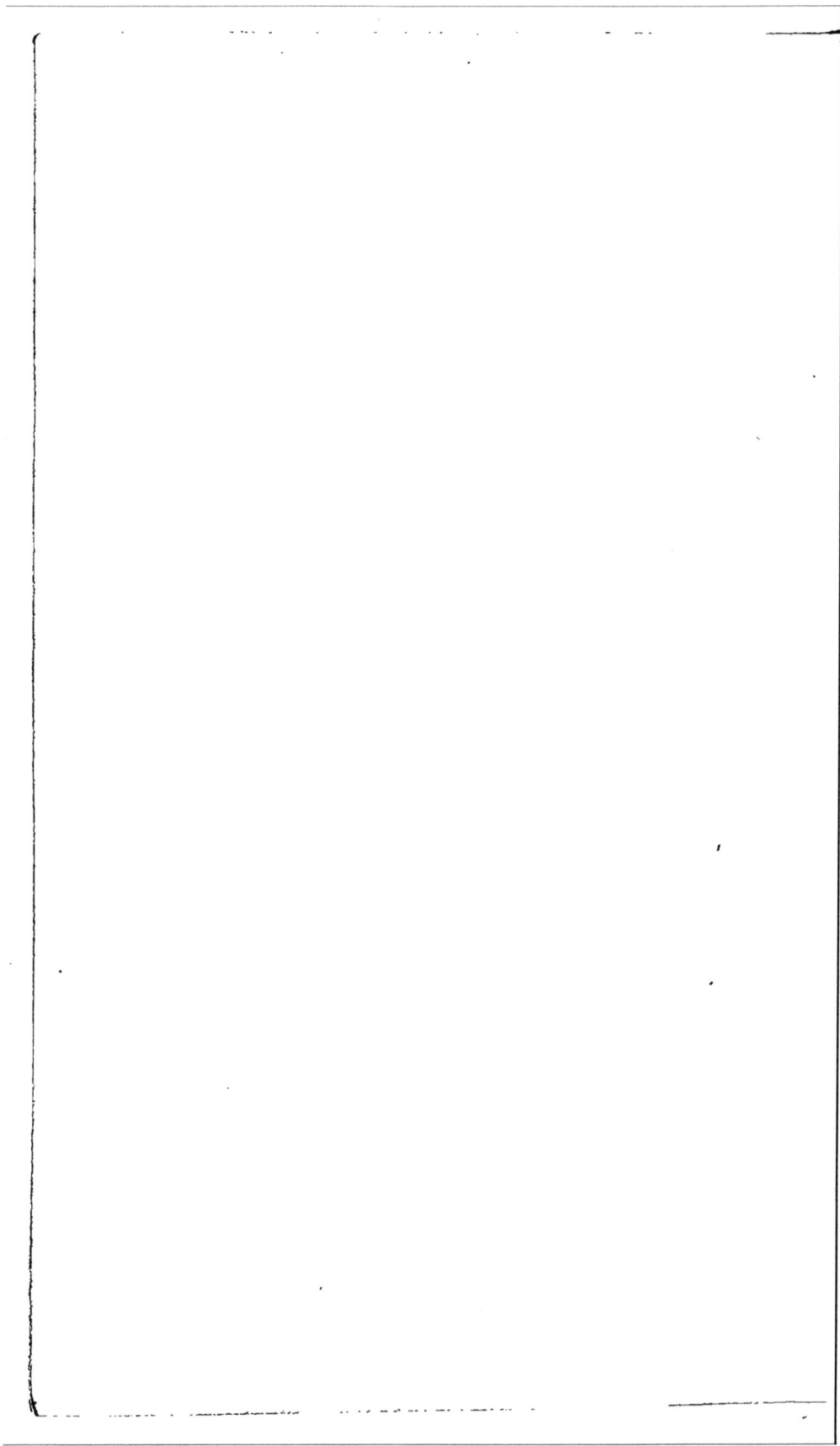

# CONSEILS AUX MÈRES

## CONCERNANT

# L'HYGIÈNE ET LES MALADIES

## LES PLUS COMMUNES DE L'ENFANCE

PAR

### E. BOURGAREL

Docteur en Médecine

ANCIEN INTERNE DE L'HOPITAL DES ENFANTS (A PARIS),
ANCIEN MÉDECIN DE L'HOTEL-DIEU DE TOULON,
CHIRURGIEN ADJOINT DES HOPITAUX DE MARSEILLE, MEMBRE DE LA SOCIÉTÉ
IMPÉRIALE DE MÉDECINE DE CETTE VILLE ET DE LA SOCIÉTÉ DES
SCIENCES, BELLES-LETTRES ET ARTS DU VAR.

'Επειδὰν δὲ τὸ φυτευθὲν θιῶ, μετὰ
τοῦτο θεραπεία τοῦ φύντος καὶ πολλὴ καὶ
χαλεπὴ καὶ δύσκολος γίγνεται.

Quand ce qu'on a planté a pris,
alors commence une série de soins
complexes et difficiles.

PLATON. *(Théagès.)*

MARSEILLE

CAMOIN FRÈRES, LIBRAIRES,
Rue Saint-Ferréol, 4.

1865

Lorsque la santé est menacée, reconnaître l'imminence de la maladie et agir de façon à l'arrêter ou à ne point troubler son cours normal, c'est encore une sorte d'hygiène dont chacun doit posséder les éléments.

Appliquer ces notions d'hygiène et de médecine à la conservation de la santé des enfants, c'est le rôle des mères de famille. Rien n'est plus digne de leur intelligence et de leur dévouement.

Les soins assidus de la mère doivent commencer dès que l'enfant a été conçu. En veillant sur sa santé, la femme enceinte veille sur celle de son enfant. C'est ce qui motive la division de ce livre en deux parties.

La première contiendra une revue rapide des accidents les plus fréquents de la grossesse et la conduite à suivre pour les éviter.

La deuxième sera consacrée à l'hygiène de l'enfance et à la description des maladies les plus communes de cet âge.

J'ai dû laisser de côté toutes les affections rares ou trop difficiles à reconnaître, et, forcé de donner à chaque description des limites assez étroites, j'ai insisté seulement sur les points essentiels, c'est-à-dire sur les causes, sur les symptômes, surtout ceux du début, et sur le diagnostic différentiel des maladies qui se ressemblent.

En ce qui concerne le traitement, je me suis borné à indiquer des moyens inoffensifs pour les affections légères et la conduite à tenir en attendant l'arrivée du médecin; car, aussitôt que la maladie est déclarée, la mère doit renoncer à tout autre rôle qu'à celui de la plus dévouée des garde-malades.

J'ai consulté les meilleurs traités, anciens et modernes, sur l'art des accouchements et les maladies de l'enfance; les célèbres ouvrages de Locke et de J.-J. Rousseau sur l'éducation, les poèmes latins de Scévole de Sainte-Marthe et de Claude Quillet, et l'opuscule de Robert des Basses-Alpes. J'ai emprunté à ces auteurs d'assez nombreuses citations, afin de rendre moins aride la lecture de ce livre.

J'ai utilisé de nombreuses notes recueillies à l'Hôtel-Dieu de Toulon, où je dirigeais le service de la Charité, et surtout mes souvenirs de l'Hôpital des Enfants, à Paris. Si mon humble ouvrage est appelé à quelque succès, tout l'honneur doit en revenir aux excellents maîtres de qui j'ai suivi les leçons dans cet hôpital, et particulièrement à M. Blache.

Dans les deux cas, en général, au bout de peu de temps la femme ne peut plus douter de son état. Mais dans les deux cas aussi l'erreur est possible. Dans le premier, en effet, la suppression des règles peut tenir à une cause accidentelle, comme une émotion, un refroidissement ; il n'est pas rare de l'observer dans les premiers mois du mariage. Les malaises qui surviennent peuvent dépendre de cette suppression, et être pris pour les symptômes d'une grossesse commençante. Dans le second, ces mêmes malaises sont au contraire attribués à toute autre cause qu'à la grossesse, laquelle, en raison de la persistance des règles, n'est pas soupçonnée.

Les inconvénients sont les mêmes pour chacune de ces erreurs. La femme qui se croit enceinte et qui est malade ne fait aucun traitement et laisse empirer sa maladie. Celle qui se croit malade et qui est enceinte essaie de se débarrasser par des remèdes de son mal supposé, et risque d'amener un avortement par un traitement intempestif.

L'erreur peut être commise par le médecin aussi bien que par la femme ; et une grande prudence est souvent rendue nécessaire par cette incertitude.

Cette difficulté se présente, surtout à la première grossesse. Dans les suivantes, on a pour guide l'expérience acquise.

S'il est le plus souvent facile de reconnaître la grossesse commençante à partir du moment où les règles sont supprimées, ou à partir des accidents caracté-

ristiques lorsque les règles continuent à se montrer ;
il est au contraire malaisé pour la femme, même
après plusieurs grossesses, mais surtout à la première, de préciser l'époque de la conception. Quelques femmes pourtant ne s'y trompent pas et affir-
ment qu'à l'instant où elles conçoivent elles éprouvent
une sensation toute spéciale, une prostration profonde et quelquefois une sorte de douleur. Ce sont
des cas certainement exceptionnels.

Lorsque la conception a lieu peu de temps après
les règles, souvent les nausées, les malaises, les vomissements même apparaissent avant l'époque suivante, et peuvent être attribués à l'imminence de
celle-ci. Puis, si les règles ne se montrent pas au
jour habituel, la femme peut croire à un simple retard et employer des moyens qui lui réussissent en
pareil cas, mais qui sont dangereux si la conception
a eu lieu. Si je signale cette cause d'erreur et les dangers dont elle est la source, c'est que peu de femmes
sont heureuses d'être enceintes quelques jours après
leur mariage, et qu'il existe chez elles une tendance
assez commune à ne pas soupçonner une grossesse
aussi prompte.

Toute femme a le plus vif désir d'être mère dans
un temps donné; et si la première année, ou même
les six premiers mois étant passés, aucun signe de
grossesse ne paraît, la désolation commence avec la
crainte d'être stérile. Par contre, une grossesse trop
rapprochée des noces étonne un peu ; elle a bien des

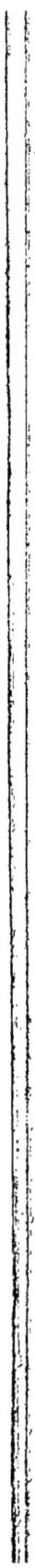

A Madame Gustave Rivet.

C. Bourgarel.

Typographie et Lithographie Arnaud et Cᵉ, Cannebière, 10.

# PRÉFACE.

Il n'est plus besoin, pour écrire un livre comme celui-ci, de s'autoriser de l'exemple imposant de Buchan ou de Tissot. Les ouvrages médicaux à l'usage du public sont à l'ordre du jour, et, il faut le reconnaître, cette tendance est légitime.

Si les gens du monde doivent connaître quelques principes de droit pour veiller sur leurs intérêts, n'est-il pas juste qu'ils possèdent quelques notions d'hygiène et de médecine pour sauvegarder leur existence?

L'hygiène est le code de la santé. On doit éviter une maladie comme on évite un procès.

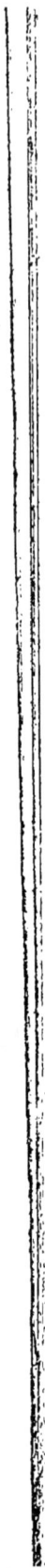

# PREMIÈRE PARTIE

—

## ACCIDENTS ET HYGIÈNE DE LA GROSSESSE.

———

Tracer l'hygiène de l'enfant, depuis la conception jusqu'au jour de la naissance, c'est indiquer les règles hygiéniques propres à éviter les accidents qui peuvent troubler la marche de la grosssesse. La première partie de ce livre sera consacrée à cette étude.

———

## CHAPITRE PREMIER

—

### Début de la grossesse.

La grossesse est annoncée le plus souvent par la suppression des règles, où, si celles-ci persistent, par des malaises dont le caractère varie peu.

Mères de famille, pour qui ce livre est écrit, daignez l'accueillir avec bienveillance, non pour ce qu'il vaut, mais pour la bonne intention qui l'a dicté. Si les conseils qu'il renferme peuvent devenir pour vous la source de la moindre joie, tous les vœux de l'auteur seront comblés.

# PREMIÈRE PARTIE.

---

## ACCIDENTS ET HYGIÈNE DE LA GROSSESSE.

petits inconvénients; elle dérange parfois des projets longtemps caressés, et par cela même elle risque d'être mise en doute. On croit si peu à ce qu'on ne désire pas.

De quelle importance il est que la femme n'ignore pas sa grossesse, je n'ai pas besoin de le prouver. En effet, quelles que soient les précautions prises par la nature pour mener à bien le développement de l'enfant depuis la conception jusqu'au terme, elles peuvent être déjouées par deux ordres d'accidents. Les uns sont constitutionnels, inhérents à la nature physique de la femme; les autres sont dépendants de sa volonté. Ces derniers sont d'autant plus à craindre que l'imminence des premiers est plus grande. Je m'explique:

Une femme fait une course trop longue dans une voiture mal suspendue ou par de mauvais chemins, ou bien elle se livre à la danse, ou bien encore ne s'éloigne pas assez de son mari; elle est menacée d'un avortement à la suite de ces imprudences; mais l'accident surviendra avec d'autant plus de facilité que l'état constitutionnel y prédisposera davantage. Une femme prédisposée avortera pour avoir dansé pendant quelques minutes, alors qu'une autre, dans de meilleures conditions physiques, pourra danser impunément tout une nuit. Enfin, il est des avortements qu'on ne peut rapporter à aucune imprudence, à l'influence d'aucun agent extérieur. En un mot, les accidents de la grossesse sont *spontanés* ou *provoqués*.

Les premiers se divisent en deux catégories :

Les uns sont si communs, que, les femmes qui en sont exemptes, font exception à la règle. Tels sont les nausées, les vomissements. Les autres sont, au contraire, assez rares, comme les hémorragies, l'avortement. Leur ensemble constitue la pathologie de la grossesse.

Les seconds ne diffèrent des premiers que par leurs causes. Une fois produits, ils se confondent avec ceux-ci, avec cette seule différence que, leur raison d'être étant connue, on peut, en la supprimant, les empêcher de se produire de nouveau. L'étude des causes qui les amènent et les règles de conduite à l'aide desquelles on peut les éviter forment l'*hygiène de la femme enceinte.*

# CHAPITRE II.

—

## Accidents de la grossesse.

—

### § Ier

### Vomissements.

Les premiers symptômes de la grossesse varient peu. En général, l'estomac est l'organe qui donne le premier avertissement. Un peu de malaise après les repas, quelques nausées surprennent la femme ; puis ces troubles de la digestion continuent avec plus d'intensité, et l'on voit survenir des vomissements. Ceux-ci ont lieu souvent après les repas ; mais, d'ordinaire, tous les matins au réveil, alors que l'estomac est vide. Ils sont, dans ce cas, assez douloureux, et persistent pendant plusieurs mois. Les femmes en sont fort tourmentées et désespèrent de les voir disparaître ; c'est alors qu'elles cherchent à les faire cesser par de petits moyens, ou qu'elles supplient leur médecin de les en débarrasser.

Il est sans danger de chercher à les calmer, il peut être dangereux, au contraire, de les supprimer. Quelques infusions aromatiques, le thé, par exemple, seront employées avec avantage.

Si les vomissements ont lieu après les repas, et se répètent assez souvent pour causer de l'amaigrissement, on a quelquefois réussi à les faire cesser avec un peu de rhum, ou mieux de kirsch, surtout lorsqu'ils sont compliqués de crampes d'estomac.

J'ai dit qu'il n'était pas sans danger de les supprimer tout-à-fait ; je m'abstiens même d'indiquer les moyens à l'aide desquels on peut y parvenir. C'est, qu'en effet, on a vu souvent ces vomissements remplacés par des accidents beaucoup plus sérieux. Ainsi, on voit survenir un malaise indéfinissable, constant, bien plus désagréable que les vomissements.

La femme sujette aux vomissements du matin se trouvera bien de la précaution suivante :

Elle évitera de se lever brusquement ; elle sortira de son lit doucement, sans secousse. Elle réussira ainsi plus d'une fois à empêcher une espèce de vertige, qui est le phénomène initial auquel succède le vomissement.

Il existe, du reste, de grandes différences à cet

égard suivant les personnes. Les unes ne peuvent rien garder dans leur estomac avant d'avoir vomi une fois ; les autres évitent le vomissement en prenant un aliment avant de sortir du lit.

Il a été sérieusement question , dans ces derniers temps, en Angleterre, d'une anomalie bizarre dans ces accidents matinaux de la grossesse. On a cité des cas où la femme n'éprouvait rien , ou peu de chose, tandis que tous ces inconvénients : malaise au réveil , nausées, vomissements , étaient la part du mari.

Je ne me porte pas garant de ces faits , mais je souhaite cordialement à toutes les femmes le bénéfice de cet arrangement providentiel, qui me paraît fort juste.

Il est des cas , heureusement très-rares ( je n'en ai observé que deux durant mon séjour dans les hôpitaux), où les vomissements sont incoercibles ; aucun des moyens ordinairement mis en usage ne les calme. La femme ne digère plus rien, elle maigrit à l'excès et court des dangers ; alors les secours de l'art deviennent nécessaires.

Dans les cas habituels , lorsque les vomissements ont lieu après les repas , chaque femme doit observer quel genre d'aliments son estomac supporte le mieux. C'est une étude personnelle à chacune. Il n'y a aucune règle à cet égard , car les substances les plus indigestes sont quelquefois les seules qui soient bien digérées. Dans certains cas, les aliments froids sont préférés par l'estomac.

Souvent les moyens qui ont réussi pendant un certain temps perdent peu à peu leur efficacité. Les infusions aromatiques, par exemple, finissent fréquemment par inspirer le plus profond dégoût; dans ces cas, il faut s'armer de patience, et attendre que les vomissements cessent d'eux-mêmes. L'eau de seltz, prise pendant les repas, est, pour quelques femmes, d'une efficacité assez soutenue.

En résumé, les vomissements sont l'accident le plus commun de la grossesse; peu de femmes en sont exemptes. Ils disparaissent au bout de quelques mois. Ils n'ont aucune influence fâcheuse sur la santé; une femme peut vomir plusieurs fois par jour sans maigrir et sans voir survenir ce dégoût des aliments qui, en dehors de la grossesse, accompagne toujours les troubles de la digestion.

Ce que j'ai dit des vomissements incoercibles ne doit effrayer personne. Ils ne sont pas seulement une exagération des vomissements ordinaires de la grossesse; ils constituent une maladie à part, à laquelle bien des causes concourent, et particulièrement les chagrins. Une tristesse profonde, un état d'affaissement moral très-grave, doivent toujours être soupçonnés dans ce cas : par exemple, les sombres préoccupations d'une grossesse inavouable. La maladie revêt alors la forme typhoïde. Je le répète, les accidents de cette gravité sont assez rares pour que bien des médecins ne les aient jamais observés.

La crainte de voir les efforts du vomissement amener un avortement est chimérique. En effet, dans les cas graves où l'avortement mettrait fin à ces symptômes fâcheux, on l'attend en vain.

Quelquefois, vers le troisième ou le quatrième mois de la grossesse, la matrice est rebelle au mouvement de distension qu'elle commence à subir; les vomissements qui en résultent cèdent fort bien à une saignée. La femme ne sera donc pas étonnée si, un médecin habile, reconnaissant cette cause, pratique une saignée à une époque encore peu éloignée de la conception. C'est chez les femmes sanguines que cette cause peut être soupçonnée.

## § II.

### Inappétence, ou dégoût des aliments. — Envies.

Que la femme vomisse ou non, en général, surtout à la première grossesse, le goût est perverti, elle aime des aliments qui lui déplaisaient, elle n'aime plus ceux qu'elle aimait.

Ce changement est sans inconvénient aucun si l'appétit est conservé, à moins que la femme ne veuille plus manger que des substances nuisibles ou douées de qualités nutritives insuffisantes.

Le meilleur conseil à donner aux familles, c'est de ne violenter en aucune façon le goût. Ainsi, il est d'usage d'obliger les femmes enceintes à manger de la viande, à se nourrir d'aliments succulents, parce qu'elles doivent manger pour deux; rien de mieux si leur estomac s'en accommode et si leur tempérament le comporte, mais rien de pire si cette nourriture excite leur répugnance. Dans ce cas, elles maigrissent avec de la viande tandis qu'elles engraisseraient avec des herbes.

Il va sans dire que je ne leur permets pas toute espèce d'aliments. Aucune femme ne peut se nourrir exclusivement de cornichons, ou de craie, comme il arrive, lorsque la dépravation du goût est portée jusqu'au point de constituer une véritable maladie nerveuse connue sous le nom de *pica;* je veux dire seulement qu'une très-grande latitude est nécessaire, et que la proscription ne doit commencer qu'aux matières évidemment nuisibles.

Les substances non nutritives, comme la craie, lorsqu'elles sont inoffensives, doivent être tolérées dans certains cas. Je vais même plus loin, certaines substances nuisibles sont parfois acceptées par l'estomac et peuvent être ingérées sans danger. On ne doit donc pas absolument les proscrire, car la femme peut quelquefois souffrir plus pour s'en être privée que pour se les être permises.

En envisageant ainsi la question, c'est-à-dire en tenant compte de l'état nerveux des femmes, et en admettant la nécessité de satisfaire des goûts parfois bizarres, parce qu'il peut n'être pas sans danger de les contrecarrer, et parce que les manifestations d'un état nerveux aussi prononcé doivent être respectées autant que possible, je crois être dans le vrai bien plutôt que ceux qui attribuent à l'estomac un instinct spécial sous l'influence duquel la femme est guidée dans le choix de ses aliments. Ainsi, Gardien, dans son *Traité des accouchements*, dit que chez les femmes qui dévorent de la craie, l'estomac est acide à l'excès, et que cette envie de craie a sa source dans le besoin éprouvé par cet organe d'une substance capable de neutraliser les acides.

D'abord, je crois l'estomac doué d'une intelligence médiocre. Il commet souvent, ce me semble, d'incroyables maladresses. Que de fois ses appétits ne sont-ils pas tout à fait en opposition avec les besoins du corps sur lequel il exerce sa tyrannie ! Voyez cet homme au teint bilieux, chez qui le foie est embarrassé de matériaux trop nombreux, si bien que, ces matériaux ne pouvant être utilisés assez vite, les voies afférentes se trouvent encombrées, et qu'il en résulte une congestion sanguine à peu près permanente dans tout le système veineux abdominal.

Comment se comporte l'estomac de cet homme ? Croyez-vous qu'il ait conscience du rôle qu'il doit jouer ? Attendez : que lui faut-il ? Quelles substances doit-il transformer et livrer à l'intestin pour que l'équilibre se rétablisse ? Des herbes, des végétaux frais, sans doute ? Point. Examinez-le. Il aime les viandes ; et quelles viandes ? Les plus noires et les plus grasses. Et après les viandes, il choisit les fécules. En un mot, ses appétits sont justement contraires à tout ce que la raison ordonne. C'est pourquoi je ne crains pas de dire que la réputation de sagesse de l'estomac est usurpée. Je le tiens pour fantasque et bizarre ; et j'attribue, à sa pure fantaisie, ce dont on fait honneur à sa sagacité.

En second lieu , si l'on admet cette intelligence de l'estomac dans le choix de certaines substances d'une efficacité possible , on est forcé de l'admettre également pour des matières absolument inertes, ce qui est inacceptable , et même pour d'autres nuisibles ou révoltantes, ce qui devient ridicule.

Heureusement , ces appétits ayant pour objet des substances indignes sont l'exception. Bien des femmes n'éprouvent même que des modifications insignifiantes dans leur appétit. Mais il en est beaucoup qui sont prises, à l'improviste, du désir impérieux de manger des aliments souvent fort difficiles à trouver, ou qui ne peuvent en apercevoir aucun sans le désirer. Ceci m'amène à parler des envies.

Que n'a-t-on pas dit *sur les envies?* Il s'est formé à leur égard deux camps bien distincts : celui des incrédules et celui des gens qui ont la foi. Les incrédules n'en contestent pas l'existence réelle ; mais ils refusent d'en admettre la violence maladive , ainsi que les dangers attachés à leur non satisfaction. Les croyants racontent à foison des histoires de fruits marqués sur la peau des enfants et variant de couleur suivant les saisons, ce dont les incrédules ne font que rire.

Pour ma part, bien que le camp des rieurs soit celui des gens sérieux, je me hâte de proclamer que je suis un croyant; et voici mes raisons:

Supposez vrai un seul des faits racontés partout, il suffit pour qu'on doive se tenir en garde. Bien plus; supposez-les tous faux, et je continuerai à dire: je crois, parce que cette foi me semble sans aucun inconvénient. En satisfaisant une envie, à moins qu'elle ne soit évidemment nuisible, ce qui, du reste, est fort rare, si vous ne voulez pas admettre que vous évitez ainsi un danger ou un inconvénient pour l'avenir, vous aurez au moins procuré un plaisir à la femme; et, ce qui est mieux, vous lui aurez épargné une contrariété. Quant aux hommes assez hardis pour oser dire tout bas, et même tout haut, que les envies ne sont que des prétextes, de simples désirs montés d'un ton, et qu'en satisfaisant la première on en fait éclore une seconde, je leur laisse la responsabilité de leur opinion.

Souvent, au début de la grossesse, les femmes n'éprouvent ni nausées ni vomissement. Le seul symptôme qui se manifeste du côté de l'estomac est un dégoût prononcé pour tous les aliments en général. Dans ce cas, la famille doit s'ingénier pour tâcher de réveiller cet appétit éteint, en même temps qu'on emploie des boissons amères, légèrement excitantes, comme la camomille prise une ou deux fois par jour, principalement le matin à jeun.

Si le dégoût devient complet, si la langue est blanche, épaisse, le médecin pourra se trouver obligé d'ordonner un purgatif, et même un vomitif.

## § III.

### Constipation.

Si chez quelques femmes la constipation amène des troubles du côté de la digestion et en même temps un peu de congestion vers la tête et la perte du sommeil, en général il n'en est pas ainsi, et elle constitue, pour la plupart, une sorte d'état normal dont elles ne se préoccupent en aucune façon, parce qu'elles n'en souffrent pas. Les femmes, il faut bien le dire, éprouvent même une espèce de satisfaction à se voir moins assujéties que de coutume à l'inflexible loi d'une fonction nécessaire. Cette tendance, assez commune, est pernicieuse; elle conduit à une constipation opiniâtre qui peut devenir dangereuse et causer même un avortement. Il convient donc que la femme se soumette aux petites misères physiologiques auxquelles toutes les créatures animales sont sujettes, et qu'elle évite de rester constipée. Pour cela, il suffit d'employer quelques laxatifs et des lavements simples ou additionnés d'une cuillerée d'huile, ou de miel. On évitera de les prendre chauds, surtout à certaines époques, de peur d'occasionner une hémorrhagie.

## § IV.

### Diarrhée.

Je n'aurais presque rien à dire de cet accident qui demande le même traitement qu'en dehors de la grossesse, s'il ne présentait pas quelques particularités dignes d'attention.

Il alterne quelquefois avec les vomissements. On a vu même des vomissements rebelles cesser tout-à-coup grâce à une diarrhée subite. Il va sans dire qu'il faut alors respecter celle-ci, au moins pendant un certain temps. La diarrhée est, du reste, un accident assez rare dans la grossesse. Si elle survient au début, elle n'a pas de signification particulière (1) ; mais, suivant quelques accoucheurs, si elle paraît à la fin, vers l'époque du terme, elle mérite l'attention de la femme et du médecin, car elle annonce des suites de couches difficiles. Tous les auteurs n'ont pas parlé de cette particularité, mais ceux qui la signalent sont assez recommandables pour qu'il y ait lieu d'en tenir compte.

---

(1) Il ne faut cependant pas la négliger, car si elle est trop abondante, et surtout si elle prend le caractère dyssentérique et s'accompagne de ténesme, elle peut amener l'avortement, ainsi que l'enseigne un aphorisme d'Hippocrate.

## § V.

### Salivation.

On observe quelquefois dans la grossesse une salivation excessive, qui oblige les femmes à tenir constamment un mouchoir à leur bouche. Cet accident est assez rare, et, du reste, sans danger; il dure deux ou trois mois, rarement davantage. C'est un mal qu'il faut subir, car rien ne réussit à le faire cesser, et la recommandation faite par quelques accoucheurs d'éviter de le supprimer est par conséquent superflue. Ce qu'il y a de mieux à faire, c'est d'occuper en quelque sorte la salive, en tenant dans la bouche un corps sapide, comme un morceau de sucre candi.

## § VI.

### Etat des urines. — Leuchorrée.

A mesure que la matrice augmente de volume, elle vient presser sur la vessie, et provoque des envies d'uriner très-fréquentes. A la fin de la grossesse, cette pression peut causer quelquefois un peu de catarrhe de la vessie, ou une rétention d'urine, mais cet accident est rare.

Dans le courant du second mois, beaucoup de femmes aperçoivent sur leurs urines, lorsqu'elles ont séjourné dans le vase pendant quelques heures, une couche mince, irisée, transparente, qui les étonne et parfois les inquiète. Cette production est fréquente, et a même été considérée comme un phénomène presque constant. Elle disparaît souvent dans les derniers mois, et ne doit causer aux femmes aucune inquiétude.

Un écoulement blanc, quelquefois jaune verdâtre, se montre presque toujours vers le milieu de la grossesse. Cette leucorrhée, parfois très-abondante, peut être due à une affection du col de la matrice, mais elle existe souvent en dehors de toute lésion. Quelques injections astringentes peuvent la modérer si elle est assez abondante pour devenir incommode. Ces injections seront surtout utiles si la perte blanche occasionne au pourtour de l'orifice vulvaire une démangeaison qui parfois est atroce. Les solutions d'eau blanche, les bains, sont en ce cas le meilleur remède; et l'on aura soin d'isoler les lèvres avec un linge fin pour empêcher les frottements. Quelquefois cette démangeaison devient générale, et se répand sur tout le corps. On l'a vue durer jusqu'à l'accouchement, malgré une foule de remèdes. Les bains alcalins ont pourtant réussi dans quelques cas.

## § VII.

### Troubles de la circulation.

Indépendamment des varices et des hémorroïdes, que le développement de la matrice peut occasionner, en ralentissant la circulation dans les membres inférieurs et dans le bassin, il existe chez quelques femmes enceintes un trouble de la circulation dû à un état beaucoup plus rare qu'on ne l'a cru, et désigné sous le nom de pléthore sanguine ou surabondance de sang.

Il n'est pas de médecin qui ne voie, presque chaque jour, arriver dans son cabinet des femmes qui se plaignent de maux de tête, de lourdeurs, de vertiges, accidents qu'elles attribuent à un excès de sang, et contre lequel elles réclament la saignée. Les femmes du monde se laissent assez volontiers persuader si on leur dit qu'elle n'est pas nécessaire ; mais le peuple est intraitable à cet égard ; hors de la saignée point de salut. Il faut le dire aussi, les accoucheuses sont un peu cause de cet engouement déplorable.

En réalité, la saignée est parfois nécessaire ; mais plus souvent elle doit, au contraire, céder le pas aux toniques, ou bien être suivie de leur administration ; car, dans un très grand nombre de cas, les troubles observés sont dus, non à un excès de sang, mais à une modification particulière de ce liquide. L'étude de cet état morbide serait déplacée dans ce livre ; mais je devais l'indiquer au moins en quelques mots, parce qu'une réaction contre l'abus de la saignée est nécessaire, et que les femmes doivent se tenir en garde contre la tendance qu'elles ont à la réclamer.

Le développement progressif de la matrice amène vers la fin de la grossesse chez la plupart des femmes, surtout chez les primipares, un engorgement qui débute par les pieds, et quelquefois envahit tout le corps, Cette enflure les oblige d'abord à supprimer la coquetterie des chaussures étroites, et souvent les empêche de marcher. Le plus souvent la médecine n'a point à intervenir.

Aussitôt après l'accouchement, l'enflure se dissipe. Lorsqu'elle est générale et considérable, elle indique un état fâcheux du sang, et réclame l'attention du médecin.

Enfin, je dois dire quelques mots sur les pertes de sang.

Aussitôt que la grossesse est établie, les règles cessent dans la grande majorité des cas. Mais il peut arriver qu'elles paraissent encore pendant les premiers mois, et quelquefois jusqu'à l'accouchement. On a même vu des femmes n'être réglées que dans l'état de grossesse.

Lorsqu'il en est ainsi, l'écoulement du sang se fait sans dommage pour le fœtus, et la médecine doit, en général, laisser la nature se comporter comme elle l'entend. Mais si les règles sont supprimées, et que tout à coup, en dehors de l'époque habituelle des mois, ou, plus fréquemment à cette époque, le sang paraît, et en même temps ou presque en même temps quelques douleurs de reins se font sentir, il y a perte ou tendance à une perte, et le fœtus court des dangers ; en un mot il y a imminence d'avortement.

## § VIII.

### Avortement.

Je remplis mon but en indiquant seulement ici les phénomènes initiaux de cet accident, la terreur des familles. Je mettrai ainsi les femmes en garde, afin qu'elles portent leur attention sur ces symptômes, et ne puissent pas devoir leur avortement à leur seule négligence.

Lorsque l'avortement est préparé par une cause lente, comme une maladie chronique de la mère, quelques symptômes le font prévoir. La femme éprouve des frissons, des douleurs dans le ventre; elle est triste, les yeux sont battus, les mamelles qui étaient tendues deviennent flasques (1). Mais quand par suite d'une

(1) Hippocrate, dans ses aphorismes, insiste sur ce symptôme d'une façon très-explicite. Il dit que, dans les grossesses gémellaires, si une seule mamelle se flétrit, un des fœtus meurt: et ce

cause extérieure, ou bien spontanément, l'accident a lieu d'une manière subite, souvent la femme n'en est avertie que par une perte de sang. Alors, tantôt l'avortement s'effectue si vite que le médecin n'a pas le temps d'arriver; tantôt il s'écoule entre le moment où le sang paraît et celui où l'avortement a lieu, assez de temps pour que des soins intelligents puissent l'empêcher de s'effectuer.

Aussi, dès qu'une femme se trouve mouillée par du sang, qu'elle éprouve ou non des douleurs, elle doit avertir immédiatement son entourage, afin que la famille lui donne les premiers soins. On la mettra au lit, en ayant soin de ne pas trop la couvrir et de bien aérer l'appartement; et si la position horizontale ne suffit pas pour arrêter la perte et les douleurs, on donne une boisson froide, et l'on applique sur le ventre une compresse trempée dans de l'eau froide vinaigrée. Ces moyens ont quelquefois suffi; s'ils sont impuissants, ils laisseront au moins au médecin le temps d'intervenir. Or, son intervention peut être efficace même dans des cas désespérés. On a obtenu par la saignée et l'opium des succès merveilleux. C'est pourquoi l'accoucheur aura souvent à pratiquer une saignée préventive à des femmes qui, dans leurs grossesses

fœtus est du sexe masculin si c'est la droite, et du sexe féminin si c'est la gauche. Mais l'expulsion d'un seul fœtus, dans une grossesse double, l'autre continuant à se developper, est un fait très-exceptionnel.

antérieures, auront eu une perte et une menace d'a-vortement; et comme l'époque de ces pertes est varia-ble, le moment favorable pour pratiquer cette saignée est variable également.

Dans cette revue rapide des accidents de la gros-sesse qui tiennent à la constitution de la femme et sont indépendants de la volonté, j'en ai laissé plusieurs de côté parce qu'ils m'auraient entraîné à des disser-tations trop scientifiques, et parce que je veux éviter de frapper l'imagination de mes lectrices, et de leur donner la maladie de la peur. Elles ont déjà bien assez de misères réelles à supporter.

J'ai dit quelques mots sur l'avortement qui résulte aussi souvent des causes constitutionnelles que des causes extérieures. Je passe maintenant à l'examen de ces dernières, qui concourent toutes à la produc-tion de ce dernier accident qu'on peut appeler mixte, et je vais étudier les moyens de les éviter, c'est-à-dire tracer les règles hygiéniques propres à l'état de gros-sesse.

# CHAPITRE III.

— ` ·.

## Hygiène de la grossesse.

—

### § I<sup>er</sup>

#### Influence des agents extérieurs.

De tout temps, la femme enceinte a été entourée de soins et de précautions, et, autant que possible, éloignée de toute cause morale ou physique pouvant compromettre la vie de l'enfant à naître. A Sparte, les hommes se détournaient quand ils la rencontraient, ce qui ferait supposer que les dames de Sparte étaient bien impressionnables. A Rome, la loi ordonnait à la femme, pendant sa grossesse, d'enlever sa ceinture, bien moins gênante pourtant que le corset actuel, pour le développement de l'abdomen. Rencontrait-elle les consuls ou l'empereur, elle n'était pas obligée de se ranger, avec le peuple, sur les côtés de la rue : elle poursuivait tranquillement son chemin au beau milieu. Chez ces peuples guerriers, la police protégeait ainsi les germes de futurs citoyens. Aujourd'hui, bien que la grossesse continue à être considérée comme un état très-intéressant, la femme se sauvegarde elle-même. Les hommes trop beaux (il paraît qu'il y en avait à Sparte) ou trop laids, n'évitent plus sa rencontre, et les voitures l'écraseraient, si elle ne suivait pas le trottoir. La protection de la femme enceinte est devenue une affaire de bon vouloir tout à fait personnel, une question de politesse livrée au libre arbitre de chacun.

Ce n'est pas que l'on croie moins aujourd'hui à l'influence des impressions extérieures sur l'enfant encore contenu dans le sein maternel. Au contraire. Depuis Hippocrate qui y croyait beaucoup, ou du moins en avait l'air, la foi populaire à cet égard n'a fait que s'affermir.

Toute femme dont l'enfant naît avec un pied-bot, a dû rencontrer nécessairement quelque estropié étalant son moignon au coin d'une rue. Toutes les difformités, toutes les taches de la peau, reçoivent une explication. Lorsque j'ai parlé des envies, j'ai dit que l'opinion était partagée en deux camps, celui des croyants et celui des incrédules. Entre les deux se placent quel-

ques hésitants dont je fais partie, groupe de gens ti-
mides qui ne savent trop s'ils doivent dire : oui,
comme le peuple, ou : non, comme les académies.
De quel côté est la vérité? Pour ma part, j'ai le res-
pect des croyances antiques. Il y a quelques chances
pour qu'elles aient leur raison d'être ; et lorsque dans
le monde on me conte quelque histoire d'enfant taché
ou déformé dans le sein de sa mère, grâce à une impression reçue par celle-ci, je me garde bien d'en
rire, de peur que l'on ne rie de moi.

Presque chaque année, un certain nombre de faits
plus ou moins bien observés, tendant à prouver l'influence de l'imagination de la mère sur le produit
fœtal, est soumis à l'appréciation du monde savant.
Tout récemment encore, un croyant, M. le docteur
Van-Eeden, médecin néerlandais, vient d'adresser à
la Société médico-pratique de Paris un mémoire dans
ce sens; et ce mémoire a donné lieu, comme toujours, à une enquête en sens contraire, à un examen
critique des faits signalés jusqu'ici, et enfin à cette
conclusion : que l'imagination de la mère n'est pour
rien dans leur production. Je le demande, tous les
rapports scientifiques du monde parviendront-ils à
détruire la croyance populaire, et est-il nécessaire de
se donner tant de peine pour la déraciner? Après
tout, cette croyance n'est pas de celles qu'on peut
appeler nuisibles. Si elle porte les femmes enceintes
à éviter avec soin la rencontre des êtres immondes,
difformes ou même seulement bizarres, de peur que

leur imagination étant frappée, l'enfant ne s'en ressente, où est le mal ? Il n'en résulte pour elles que les inconvénients d'une précaution inutile.

Je ne crois pas qu'il y ait danger, par exemple, à ce qu'une femme enceinte assiste à une représentation de singes savants ; mais, à tout hasard, ne vaut-il pas mieux qu'elle s'en prive ? Et puis, si tous les faits cités jusqu'à ce jour sont prouvés faux par le raisonnement, qui sait si demain toute notre logique ne recevra pas un démenti ?

Ne nous hâtons donc pas de conclure par la négative, et laissons aux femmes leur inoffensive croyance et leurs précautions, si inutiles qu'elles puissent être. J'ai voulu leur enseigner ce qu'en pensent les hommes de science, afin que si quelqu'une, malgré ses soins, n'a pu éviter une rencontre qui l'ait fâcheusement impressionnée, elle ne s'abandonne pas à des craintes qui, la préoccupant sans cesse, pourraient altérer sa santé, et, par contre-coup, celle de son enfant.

Une poudrière qui saute, un vase de fleurs qui tombe d'une fenêtre, la rencontre d'un objet hideux et dégoûtant, un malheur subit arrivé dans la famille, sont des causes d'avortement ou d'un trouble quelconque dans la gestation ; mais elles sont indépendantes de la volonté ; et comme elles échappent à toutes les précautions, je ne puis que les signaler.

Les femmes sont plus ou moins impressionnables ; les unes assistent impunément à d'horribles catastrophes, tandis que d'autres s'émeuvent, et par suite avortent avec une déplorable facilité. Mais, il est des causes perturbatrices que l'on peut éviter, des dangers que l'on doit écarter, et une règle de conduite à laquelle la femme enceinte doit se soumettre.

Les préceptes qui la composent sont heureusement tombés, pour la plupart, dans le domaine public, et les femmes sont entourées, surtout dans leur première grossesse, de conseillères expérimentées ; si bien que l'on peut s'attendre à trouver ici des conseils certainement connus de tout le monde. Pourtant, il n'est pas inutile d'insister sur quelques-uns d'une application assez délicate et qui peuvent être bons ou mauvais suivant les tempéraments et les circonstances.

### § II.

#### Danger des grossesses méconnues. — Diagnostic de la grossesse.

Il est incontestable que les précautions de toutes sortes sont surtout utiles dans les premiers temps de la grossesse. Il importe donc que la femme sache le plus tôt possible qu'elle est enceinte. Malheureusement la certitude est souvent fort difficile à acquérir.

Bien des femmes ont cru être enceintes alors que leur matrice ne contenait aucun produit de conception, ou un produit altéré, dégénéré, et même, dans certains cas où les phénomènes, source de l'erreur, se passaient en dehors de la matrice.

Cet organe peut être, en effet, le siége d'une accumulation d'air, d'eau ou de sang. Il augmente alors progressivement, et, sous l'influence de cet accroissement de volume, des signes apparaissent qui simulent une vraie grossesse. Ainsi, les seins grossissent, et peuvent même laisser écouler un peu de sérosité d'apparence laiteuse ; des troubles digestifs et circulatoires viennent encore s'ajouter à ces causes d'erreur.

D'autres fois, la conception a eu lieu ; mais le germe périt presque aussitôt après la fécondation. Alors il peut arriver que les membranes qui l'enveloppent, continuent à s'accroître, changent de nature et constituent ces masses auxquelles on a donné le nom de moles, ou celui de faux-germes, qui est inexact, car elles résultent d'un véritable germe qui a péri.

Dans ces deux cas, la femme perçoit souvent dans son ventre des mouvements qui simulent tout à fait ceux d'un enfant, et il lui est fort difficile de ne pas s'y tromper.

Ces fausses grossesses se terminent : les premières, par l'évacuation des liquides ou de l'air contenu dans la matrice ; les secondes, par l'expulsion de la mole, expulsion d'autant plus difficile que le volume en est plus considérable et qui peut être aussi pénible qu'un véritable accouchement.

On peut encore croire à l'existence d'une grossesse vraie, alors que la matrice ne contient absolument rien, les phénomènes qui donnent lieu à l'erreur se passant dans les environs de cet organe. Ainsi chez certaines femmes nerveuses, il se fait dans l'intestin une accumulation de gaz, et en même temps, dans leur ventre grossi et tendu, elles perçoivent quelque chose qui ressemble à des mouvements. L'erreur peut se prolonger pendant fort longtemps, et il n'est pas rare de voir au neuvième mois, préparer des layettes pour recevoir des enfants qui ne doivent jamais venir au monde.

Lorsqu'une erreur de ce genre est commise, c'est-à-dire dans tous les cas où l'on croit à la présence d'un fœtus dans la matrice, alors que la femme n'est pas enceinte, les inconvénients qui en résultent sont peu de chose. On fait des préparatifs, on prend des précautions inutiles, et, tôt ou tard, on en est quitte pour reconnaître qu'on s'est trompé. Mais il n'en est pas de même lorsqu'une vraie grossesse est méconnue, car alors l'erreur a des dangers, surtout au début, soit parce que toutes les précautions nécessaires sont négligées, soit parce que la médecine peut intervenir d'une manière très-fâcheuse. Pourtant, cette erreur est très-commune au commencement, et peut durer jusqu'au terme, si le ventre est peu développé, si les mouvements du fœtus sont presque imperceptibles, les règles persistantes, les malaises et autres accidents ordinaires nuls. C'est qu'en effet, les signes de la grossesse sont quelquefois très-obscurs, et autorisent une hésitation assez prolongée même de la part des médecins (1). Aussi, de tout temps, a-t-on cherché à établir le plus sûrement possible le diagnostic de la grossesse.

D'abord on a cherché à reconnaître la conception récente. Hippocrate avait un moyen original : lorsque l'on veut savoir, dit-il, si une femme a conçu, il faut, au moment où elle va s'endormir, lui faire boire de l'hydromel ; ressent-elle alors des coliques, elle a conçu ; sinon, non (2).

Le seul signe qui ait quelque valeur est celui dont j'ai déjà parlé : une sensation particulière que quelques femmes éprouvent au moment où elles conçoivent.

A mesure qu'on s'éloigne du moment de la conception les difficultés deviennent un peu moins grandes. Le ventre s'aplatit d'abord, un cercle noir se forme autour des mamelons, souvent une ligne brune paraît sur le ventre ; puis le ventre, plat les premiers jours, parce que la matrice, un peu pesante, s'en-

(1) J'ai été appelé, dans le courant de l'année dernière, auprès d'une femme considérée comme hydropique, et qui, ennuyée de se voir négligée par son médecin, lequel probablement la jugeait incurable, voulait avoir mon avis ; l'ayant bien examinée, je lui déclarai que son hydropisie était une grossesse et qu'elle ne tarderait pas à accoucher. Deux jours après elle mit au monde un enfant bien conformé.

(2) Hippocrate, aphorisme 41, liv. v.

fonce dans le bassin, grossit peu à peu ; surviennent ensuite les accidents habituels, auxquels il faut ajouter la suppression des règles. Mais, comme le dit très-bien Levret, tous ces signes, pris isolément, peuvent induire en erreur. Ils n'acquièrent un peu de valeur que par leur ensemble (1).

Plus tard apparaissent trois signes beaucoup plus certains :

Le ballottement.

Les mouvements de l'enfant.

Les bruits du cœur.

Le ballottement est perçu par l'accoucheur, à l'aide du toucher, dans le courant du quatrième mois.

Les bruits du cœur de l'enfant, lorsqu'on applique l'oreille sur le ventre de la mère, se reconnaissent très-bien à leur rhythme, à partir du cinquième mois.

Quant aux mouvements, la mère les ressent au cinquième mois environ ; ils sont souvent visibles, même à travers les vêtements.

Ces trois signes sont les meilleurs, et pourtant ils ne mettent pas à l'abri des méprises : une tumeur de matrice peut donner la sensation du ballottement ; les battements des artères de la mère ont été pris, plus d'une fois, pour ceux du cœur du fœtus, et bien des femmes ont attribué à un enfant des mouvements qui se passaient dans l'intestin.

(1) Levret, l'*Art des accouchements*. Paris, 1741.

Si j'ai signalé un peu longuement ces causes d'erreur, c'est pour bien avertir les femmes qui se croient enceintes, afin qu'elles ne se fient pas à leur propre diagnostic. Pour peu qu'il y ait quelque incertitude, elles doivent, à plusieurs reprises, se faire examiner, et dans le cas où le médecin est forcé d'hésiter, elles doivent à tout hasard prendre les mêmes précautions que si leur grossesse était certaine.

Comme s'il n'était pas déjà suffisamment difficile de reconnaître que la conception a eu lieu, on a voulu chercher à deviner le sexe du produit. Les anciens avaient, dans certains signes, une foi robuste, qui s'est continuée chez beaucoup de personnes jusqu'à nos jours. Pour Hippocrate, les femmes qui sont enceintes d'un garçon le portent à droite, et leur figure conserve une bonne couleur; celles qui ont une fille dans leur sein, la portent à gauche et ont mauvaise couleur de visage (1). De nos jours encore, la croyance est que le masque terreux de la figure indique une fille. L'influence de la lune a aussi beaucoup de partisans. Tout est-il faux dans ces croyances? Peu importe. Les bonnes femmes n'y renonceraient pas volontiers. Pourquoi leur demander un si pénible sacrifice? Quant aux accoucheurs, ils avouent humblement n'y rien connaître. Les femmes qui ont eu déjà plusieurs enfants peuvent, par la comparaison de leurs différentes grossesses, arriver à des données un

(1) Hippocrate, aphorismes 42 et 48, liv. v.

peu moins incertaines, encore se trompent-elles très-souvent.

## § III.

### De la grossesse gémellaire.

Il n'est pas rare que la matrice contienne deux fœtus. Les relevés statistiques donnent la proportion d'une grossesse double sur quatre-vingts environ (1). Les grossesses triples sont beaucoup plus rares. A partir de ce chiffre, on trouve relatés, dans les traités d'accouchement, des cas dans lesquels la matrice contenait quatre, cinq, et même un plus grand nombre de fœtus. Aristote raconte qu'une femme mit au monde, en quatre fois, vingt enfants; d'après l'*historien* Martius Cromerus, une polonaise accoucha, dit Ambroise Paré, *d'une ventrée de 36 enfants vifs.* On trouve dans le même auteur ce qu'il appelle le portrait d'une italienne nommée Dorothée qui, en deux fois, accoucha de vingt enfants. Elle est représentée portant son ventre avec une grande bande qui passe sur ses épaules. A quel chiffre commence la fable? Il est fort difficile de le dire. Je pense que la plupart de ces faits invraisemblables ne sont pas vrais;

(1) Cazeaux, *Traité théorique et pratique de l'art des accouchements.*

car s'il fallait y croire, je ne vois pas pourquoi on n'ajouterait pas foi aussi bien *à l'histoire* de cette fameuse comtesse de Flandre qui fit, en un jour, 365 enfants parce qu'une Bohémienne lui avait jeté un sort.

Si quelques-unes de ces grossesses extraordinaires ont été réellement observées, il est au moins à remarquer qu'elles ne se reproduisent plus de nos jours.

Si aucune femme ne s'imagine être enceinte de trois ou quatre enfants à la fois, il est assez commun d'en voir qui, pour peu que leur ventre leur paraisse un peu plus gros que celui de leurs voisines, croient porter deux enfants. Pour quelques-unes, cette persuasion peut être un sujet de joie ; mais je n'hésite pas à dire que celles-là font exception. En général, les femmes trouvent que c'est assez d'un pour une fois, et lorsque l'idée leur vient qu'elles pourraient bien porter deux jumeaux, elles en sont fort tourmentées. C'est pourquoi je me garderai bien d'indiquer ici les signes par lesquels on peut reconnaître les grossesses gémellaires, afin d'éviter que les femmes ne les recherchent sur elles-mêmes. Si elles portent deux enfants, il vaut mieux qu'elles ne le sachent que le plus tard possible. Même au moment de l'accouchement, lorsque le premier enfant est sorti, c'est une règle constante, dit Denman (1), de cacher à la mère qu'il y en a un second.. En effet, connaissant les douleurs

(1) Thomas Denman, accoucheur anglais.

qu'elle vient d'éprouver, elle s'effrayerait à l'idée de recommencer. Il faut donc que l'accoucheur la trompe le plus longtemps possible.

Si quelque femme, se croyant doublement enceinte, est enchantée de la perspective d'avoir deux enfants à la fois, et veut acquérir la certitude d'un état qu'elle soupçonne, elle doit consulter son accoucheur qui, bien que les signes de la grossesse double soient souvent incertains, pourra peut-être, par un examen attentif, la renseigner à cet égard.

Toute femme qui est enceinte de deux enfants doit redoubler de précautions, car souvent les jumeaux n'arrivent pas à terme. La vitalité de tous deux ou de l'un d'eux est fréquemment amoindrie ou détruite. Aussi, convient-il d'éviter avec plus de soin que jamais toutes les causes qui peuvent occasionner la mort du fœtus dans le sein maternel. Sans cette particularité et la recommandation qu'elle amène, j'aurais pu me dispenser de parler de la grossesse gémellaire.

Après avoir indiqué les signes les plus certains de la grossesse, et montré qu'en présence de causes d'erreur très-nombreuses, les femmes doivent souvent éviter de s'en rapporter à elles-mêmes ou à leur entourage, et consulter un accoucheur expérimenté, je suppose maintenant une grossesse réelle, bien constatée, et je reviens à l'étude des agents extérieurs qui peuvent en troubler le cours.

Tout ce qui entoure la femme enceinte peut être pour elle une source de dangers. L'air qu'elle respire, ses vêtements, sa nourriture, les actes les plus simples de la vie, les évènements auxquels elle assiste, pouvant devenir des causes pertubatrices, il convient de les passer en revue successivement.

Parmi les règles d'hygiène applicables à la grossesse, il en est de tout à fait banales; je les indiquerai succinctement. Mais quelques-unes sont controversées et méritent d'être examinées avec plus de soin.

## § IV.

### De l'air ambiant.

La chaleur et le froid doivent être également évités. Une température trop chaude peut amener des congestions sanguines et des hémorragies; et un rhume un peu fort a, plus d'une fois, causé l'avortement par les secousses que la toux imprime au ventre. Cet accident est fréquent dans les épidémies de grippe. La femme enceinte aura donc soin de régler la température de son appartement. Elle évitera aussi les odeurs fortes, bonnes ou mauvaises. Les émanations du charbon supportées un peu longtemps ont souvent causé l'avortement.

Il n'est pas facile dans toutes les villes d'avoir, autour de soi, un air pur. A cet égard, on fera ce que l'on pourra. Il est certainement des rues très-pernicieuses aux femmes enceintes. Plus d'une fois on a vu des femmes , après plusieurs avortements , réussir à mener leur grossesse à bonne fin en séjournant à la campagne, quelques-unes en changeant seulement de ville.

La pureté de l'air étant une bonne condition, il semblerait que l'habitation des montagnes dût être favorable à la grossesse. Il n'en est rien. Les femmes qui habitent les pays montagneux sont souvent obligées de descendre dans la plaine. Sur les points élevés , la pression atmosphérique étant diminuée , il survient des hémorragies et des avortements.

§ V.

**Des Vêtements.**

A Rome , de par la loi , la femme enceinte enlevait sa ceinture. Aujourd'hui elle s'habille comme son médecin le lui ordonne , ou plutôt comme elle veut. Les femmes du peuple desserrent , puis enlèvent leur corset. Les femmes du monde préfèrent porter des corsets spéciaux, dont certaines parties sont élastiques et suivent le ventre dans son développement. La suppression vaudrait mieux ; mais il faut reconnaître qu'elle est impossible avec les robes actuelles et les jupes qu'elles recouvrent, parce que, ne trouvant plus un point d'appui sur le corset, les cordons serreraient le ventre qui supporterait ainsi directement une constriction et un poids beaucoup trop considérables. Il faut donc opter entre la suppression des jupes ou la conservation du corset. Or, la première est déclarée impossible ; conservons donc le corset ; mais qu'au moins il soit aussi modifié que possible. Qu'aucune portion dure ne vienne plus presser sur le ventre ; qu'il soit réduit au strict nécessaire, puisque nécessité il y a.

Un vêtement qui serre la taille gêne le développement de la matrice, procure des hernies et n'empêche pas le ventre de se rider, comme on l'a cru. On doit éviter également ¡de comprimer les seins, et le corset doit pouvoir s'élargir en haut comme en bas.

Puisque j'ai parlé des jupes, je rappellerai que bien des femmes, pendant leur grossesse, en augmentent la circonférence afin de rendre moins apparente la saillie du ventre. Cette coquetterie est pernicieuse, parce que l'accès de l'air froid devient ainsi plus facile dans un moment où les organes sont plus impressionnables.

Il fut un temps où les accoucheurs ne pouvaient se dispenser de lancer un vigoureux anathème contre les talons trop élevés. De nos jours, il n'y a trop rien à dire. Les talons ne sont pas en général exagérés. Il est utile pourtant d'en porter le moins possible, car ils il sont souvent une cause de chûte.

Pendant la nuit on évitera les couvertures trop lourdes et trop chaudes, surtout lorsqu'il y a eu quelque menace d'hémorragie.

## § VI.

### Du régime alimentaire.

A propos des accidents de la grossesse, j'ai dit qu'on devait laisser aux femmes une assez grande latitude dans le choix des aliments. Hippocrate était de cet avis. Une nourriture qui plaît est préférable, dit-il, même si elle n'est pas très-bonne, à une autre meilleure qui ne plaît pas. Il convient donc de ne pas se créer l'obligation de ne manger que des viandes succulentes si l'on préfère des aliments plus légers. Les substances indigestes seront certainement interdites en principe ; mais si la femme éprouve un désir très-vif d'en manger, elle peut essayer, et si l'estomac s'en accommode, il est permis de passer outre. En un mot on ne doit prohiber que les substances manifestement nuisibles. La règle hygiénique est que la femme mange suivant son appétit, sans se forcer sous le vain prétexte qu'il faut nourrir deux corps à la fois.

Dans ces derniers temps on a proposé de diminuer progressivement la nourriture des femmes à bassin étroit exposées à ne pas pouvoir accoucher d'enfants d'un gros volume, de façon à réduire les dimensions du fœtus sans cependant compromettre son existence. La valeur de ce moyen n'est pas encore bien établie.

Il ne faut pas perdre de vue que la constipation est presque constante dans la grossesse. En conséquence, autant que possible, on évitera les aliments trop épicés, trop excitants.

Quant aux envies, la famille est toujours sur le qui-vive, prête à les satisfaire quand même. Je n'en dirai rien de plus. C'est aux femmes à n'en pas abuser.

La boisson doit être la même qu'avant la grossesse. Cependant, la femme qui ne buvait que de l'eau peut avoir besoin d'y ajouter un peu de vin, si elle est faible, pâle, et dans la catégorie de celles qui ont besoin d'être tonifiées et à qui souvent le fer est nécessaire. Les femmes qui ont au contraire un sang riche et abondant, devront, en même temps qu'elles diminueront leurs aliments, boire très-peu de vin, surtout si elles sont fatiguées par des lourdeurs de tête et autres symptômes de congestion.

On a de tout temps interdit les boissons glacées; pourtant il est des pays chauds où l'on en fait usage sans préjudice, et il faut à cet égard consulter beaucoup les habitudes de la femme.

Il existe un certain nombre de croyances populaires touchant l'influence de certains aliments sur la santé et les dispositions naturelles de l'enfant. Je crois qu'elles n'ont rien de fondé, et je ne m'y arrêterai pas.

## § VII.

### Des bains.

Les accoucheurs sont divisés d'opinion relativement aux bains dans la grossesse. La plupart les conseillent dans les derniers mois, mais les interdisent au début. Il est certain que pour un grand nombre de femmes il n'est pas sans danger de prendre des bains, surtout fréquemment, dans les premiers mois. D'un autre côté il n'est pas douteux que certaines femmes doivent même à la fin de leur grossesse éviter de se baigner souvent. Il n'y a pas de règle absolue à cet égard. Il convient donc d'examiner dans quels cas les bains devront être permis ou interdits. Les médecins qui les proscrivent absolument dans les premiers mois me paraissent avoir tort; car pour beaucoup de femmes ils sont sans danger, et pour quelques-unes ils sont vraiment utiles. Si la femme se porte bien, si elle n'est pas faible de reins, si d'habitude les bains n'amènent pas chez elle une grande fatigue, on pourra les lui permettre. Il conviendra non seulement de les permettre mais encore de les ordonner chez les femmes très-nerveuses dont la matrice, comme tout l'organisme en général, est dans un état de spasme presque constant.

Celles-là seules qui sont faibles, molles, très sujettes

à la fatigue, surtout si elles ont avorté dans les premiers mois d'une grossesse antérieure, doivent se priver de bains.

Ainsi, à mon sens, l'interdiction des bains au début de la grossesse doit être restreinte. Dans un grand nombre de cas ils seront permis. Il convient pourtant d'en user avec prudence ; de les prendre courts, à intervalles suffisamment longs, et toujours d'une température douce, en évitant également le froid et la chaleur.

Toutes les femmes sont fort ennuyées lorsque l'usage des bains leur est interdit. Il ne faut donc pas leur imposer sans nécessité cette privation.

Il va sans dire que toute femme qui se trouvera fatiguée par les premiers bains devra les supprimer sans hésiter.

J'ai signalé, dans les accidents de la grossesse, une démangeaison très-vive, tantôt limitée aux parties génitales, tantôt généralisée par tout le corps. Les bains sont utiles pour la calmer, et quelquefois ils devront être médicamenteux.

Il est certainement moins dangereux de se baigner au début de la grossesse, avec les précautions indiquées plus haut, que de mettre seulement ses pieds dans l'eau chaude, surtout à certaines époques, et quand les femmes sont prédisposées aux pertes de sang. Les bains de pieds doivent toujours être tièdes.

Dans la dernière moitié de la grossesse les bains sont permis par tous les accoucheurs. On pourra les prendre plus fréquemment. Ils calment les douleurs de reins, et la plupart des femmes s'en trouvent très-bien. Ils conviendra de garder les mêmes précautions, c'est-à-dire d'éviter de les prendre trop prolongés, trop chauds ou trop froids.

Ce que je viens de dire des bains s'applique à tous les autres lavages et soins de propreté. Rien ne me paraît devoir être changé en ce qui concerne la température des ablutions journalières. Une femme qui s'est toujours lavée à l'eau froide pourra continuer. Les lotions avec de l'eau trop chaude présentent seules quelque danger. Quant aux liquides astringents que l'on ajoute d'ordinaire à l'eau, comme les vinaigres et les essences, l'abus seul en est fâcheux.

Toutes les pommades, tous les parfums dont la femme se sert, doivent être d'une odeur très-douce, et employés avec la plus grande modération.

Les femmes savent toutes que le développement du ventre laisse après l'accouchement des traces ineffaçables sur la peau. Beaucoup en prennent leur parti, mais quelques-unes en gémissent. Il en est même qui serrent un peu leur ventre pour tâcher d'empêcher la formation des rides. Ce moyen est pernicieux, et d'ailleurs inutile. Astruc (1) donne le conseil suivant : « Pour empêcher les coupures du ventre, il faut, dès le sixième mois, commencer à l'oindre deux fois le jour avec de la moelle de bœuf, ou, ce qui est plus

(1) Astruc, *Traité des maladies des femmes*, tome iv.

propre, avec de l'huile d'amandes douces, qu'on fera
parfumer avec quelques gouttes d'essence. » Je ne ga-
rantis pas l'efficacité du moyen ; mais du moins il me
paraît sans danger.

## § VIII.

### Des mouvements.

Il arrive tous les jours que la prévoyance la plus
minutieuse est mise en défaut, et que les actes en apparence les plus inoffensifs deviennent des causes
d'avortement. La première qui avorta pour s'être coif-
fée elle-même ne pouvait pas supposer qu'un accident
aussi grave pût résulter d'une cause aussi futile. Aussi
ne peut-on poser que des règles générales, et conseiller d'éviter avec soin tout mouvement brusque , toute
fatigue prolongée.

Je sais bien que toutes les femmes qui se coiffent
n'avortent pas; mais je dois avertir de la possibilité
de ce danger. Toute occupation qui force à tenir longtemps les bras élevés au-dessus de la tête peut être
dangereuse. Les exemples de femmes qui ont avorté
après avoir placé du linge sur de hautes armoires ne
sont pas rares.

On doit faire de l'exercice pendant tout le temps de
la grossesse, à moins d'une contre-indication spéciale
comme , par exemple, l'infiltration des jambes qui ,

dans les derniers mois, force quelquefois à marcher
très-peu; ou bien dans les cas où il y a menace ou
commencement d'hémorragie; car alors le repos est
d'une absolue nécessité.

En dehors de ces conditions, l'exercice est indispensable. Le conseil donné par d'anciens accoucheurs
de garder le repos pendant les deux derniers mois
était basé sur une opinion erronée touchant la situation du fœtus.

La marche est le meilleur des exercices. Les pro-
menades en voiture, depuis que l'on ne va plus en
litière, ont donné lieu à des opinions divergentes. Il
est certain que bien des femmes ne peuvent les supporter, et que pendant les premiers mois, surtout
dans une première grossesse, on ne doit aller en voiture qu'avec la plus grande précaution. Les voitures
non suspendues, les mauvais chemins, les longues
courses, le pavé des rues, devront être évités.

Il semblerait, au premier abord, que le chemin de
fer dût être plus facile à supporter que les voitures.
Il n'en est rien. La trépidation continue qu'on y ressent est très-dangereuse. Une femme enceinte se gar-
dera donc, autant que possible, de voyager. On trouve
dans les anciens traités d'accouchement le conseil de
pratiquer une saignée de précaution aux femmes qui
se trouvent dans la nécessité de se mettre en voyage.

Il va sans dire que l'exercice du cheval doit être
complètement interdit. Si l'on veut vivre comme les
Amazones, il faut rester vierge comme elles.

La danse n'est point permise ; et je dois reconnaître que les femmes sont assez raisonnables à cet égard. Je n'insisterai donc pas sur un conseil qu'elles savent si bien suivre.

Mais, me voici forcé d'aborder une question bien autrement délicate ; et si je devais me montrer aussi sévère que beaucoup d'accoucheurs, je n'oserais pas formuler ici un précepte auquel, j'en suis sûr, on n'obéirait que d'une manière incomplète. Je veux parler des tendresses conjugales, et du préjudice qu'elles peuvent porter à l'œuvre même qu'elles ont créée.

Si Aristote prétend que les rapprochements conjugaux, surtout vers l'époque de l'accouchement, rendent celui-ci plus facile, Hippocrate est d'un avis contraire ; et beaucoup d'accoucheurs conseillent la séparation de lit, afin que l'amour ne défasse pas ce que l'amour a fait.

Il est incontestable que bien des fausses couches sont dues à l'emportement et aux flammes non encore tempérées des unions récentes. La lune de miel a des incandescences fâcheuses. En principe, on doit commander de les éteindre. Mais si l'on songe que les femmes n'ont pas, comme les femelles d'animaux, une grossesse exempte de passions, on n'a pas le courage de leur imposer une privation absolue, qui, tout bien considéré, peut avoir des inconvénients pour leur santé. Il faut donc se contenter de leur conseiller la modération tant dans la fréquence des rapports que dans leur impétuosité. S'il survient des douleurs de reins, une hémorragie, une menace quelconque d'avortement, l'abstinence la plus rigoureuse est nécessaire.

Puisque j'en suis à l'hygiène de la nuit, j'ajouterai que le sommeil est très-nécessaire à la femme grosse. Les veilles prolongées lui sont pernicieuses. Si elle est tourmentée par une insomnie persistante, ainsi qu'il arrive quelquefois, elle devra avertir son médecin pour qu'il remédie à cet état.


## § IX.

### Des émotions.

Si les secousses physiques sont dangereuses, les secousses morales ne le sont pas moins. Combien de femmes avortent à la suite d'une émotion vive, d'une frayeur, d'un transport de colère, chacun le sait. Il faut donc écarter d'elles ces causes de trouble. Quant aux rencontres de monstres, d'objets hideux, j'ai déjà dit ce qu'il faut penser de l'influence qu'on leur a attribuée ; je n'y reviens pas.


Telles sont les précautions nécessaires pendant la grossesse. En se conformant à ces préceptes hygiéniques on mettra toutes les chances de son côté, et si quelque accident impossible à prévoir ne vient pas déjouer toutes ces mesures de prudence, on arrivera usqu'à l'époque du terme, et les privations qu'on se sera imposées seront compensées par la naissance d'un enfant sain et bien conformé.

§ X.

### Terme de la grossesse.

Le terme de la gestation est à la fin du neuvième mois; mais tantôt il est retardé de quelques jours et même d'un mois; tantôt, malgré toutes les précautions prises, l'accouchement a lieu au septième ou huitième mois. Il faut tenir compte des erreurs possibles. Dans les cas ordinaires, c'est-à-dire quand les règles sont supprimées après la fécondation, la femme peut encore se tromper de trois semaines environ. Lorsque les règles continuent à paraître, et chez les femmes qui ne sont pas réglées, l'erreur peut être de plusieurs mois; aussi un certain nombre d'entre elles se trouvent à terme lorsqu'elles croient avoir encore plus d'un mois à attendre. Ces erreurs mises de côté, il est certain que les accouchements prématurés ne sont pas rares. Ils ont lieu, le plus souvent, à la fin du septième ou du huitième mois, plus fréquemment à la fin du septième. A cet égard, il est une opinion qui date de Pythagore et d'Hippocrate, laquelle établit que les enfants nés au septième mois ont plus de chances de vie que les enfants nés au huitième. Cette opinion n'est point exacte. On peut dire que plus le moment du terme est proche, plus le fœtus est viable.

Dans les accouchements retardés, on a remarqué que l'enfant est assez souvent plus gros que d'habitude.

## § XI.

### Du perfectionnement de la progéniture. — Callipédie. — Mégalanthropogénésie.

Est-ce assez que, grâce aux précautions de la future mère, l'enfant vienne au monde sain de corps et bien conformé? Le but est-il rempli si cet enfant est laid et si son intelligence laisse à désirer? Je sais bien que, pour la mère, il paraîtra toujours charmant; mais il n'en sera pas de même de sa famille d'abord, et puis du monde au sein duquel il doit être placé.

Je ne puis formuler qu'un précepte général : Parents qui voulez produire une génération saine, belle et intelligente, soyez sains, beaux et intelligents vous-mêmes. Si je voulais aller plus loin, je risquerais de tomber dans les banalités de la Callipédie (1) ou dans les excentricités de la Mégalanthropogénésie.

(1) J'ai trouvé dans Gardien quelques citations qui m'ont inspiré le désir de lire ces deux ouvrages. Cette lecture m'a désillu-

La *Callipédie*, ou l'art d'avoir de beaux enfants, poème latin en quatre chants, de Claude Quillet, date du règne de Louis XIV. Il a eu plusieurs fois les honneurs de la traduction, quoiqu'il ne renferme rien de bien remarquable. Il signale l'inconvénient des repas de noces trop rapprochés de l'heure où les époux restent seuls, et veut qu'on n'essaie de procréer qu'après la digestion faite. Jupiter ayant été pris d'un retour de tendresse pour Junon en sortant de table, et sous l'influence d'un excès de nectar, il en résulta le hideux Vulcain ; et Bacchus, ayant un jour su plaire à Vénus, procréa l'horrible Goutte. Comme on le voit, la Mythologie joue un grand rôle dans ce poème.

La *Mégalanthropogénésie*, ou l'art de faire des enfants d'esprit qui deviennent de grands hommes, par Robert le jeune (des Basses-Alpes), est un petit ouvrage en prose qui date du Consulat et porte bien le cachet de l'époque. Bonaparte y est appelé notre nouvel Achille, et les membres de l'Institut, pontifes du temple de l'Immortalité.

Les moyens indiqués par Robert pour former une pépinière de grands génies sont simples. Les hommes d'esprit doivent épouser des femmes spirituelles. Leurs enfants seront placés dans deux athénées dont

sionné, car elle ne m'a fait éprouver que le plaisir d'une curiosité satisfaite. J'en donne ici un résumé très-succinct pour que celles de mes lectrices qui ont entendu parler de ces livres soient renseignées sur le peu de valeur de leur contenu.

les élèves seront mariés et dotés par l'Etat. De plus (c'est là l'idée la plus originale de l'œuvre), on créera un musée d'embaumement, où les grands hommes seront momifiés et conservés. La vue de ces illustres restes et l'espoir d'être aussi empaillés un jour devaient exciter l'émulation des jeunes élèves.

J'en ai dit assez, je crois, pour montrer combien sont bouffonnes les idées émises dans ce livre. Il a pourtant une certaine dose d'originalité qui le sauve du ridicule, et lui permet d'être absurde sans paraître stupide.

Voilà, en quelques mots, le contenu de ces deux ouvrages. Les conseils du premier s'appliquent aux particuliers, tandis que le second fait de l'amélioration de la race une affaire d'Etat.

En somme, ils aboutissent tous les deux à ce précepte général que les deux sexes doivent également fuir toute mésalliance intellectuelle ou physique.

Non contents d'indiquer les moyens d'avoir des enfants bien faits, beaux et même spirituels, beaucoup d'auteurs ont tracé des règles *sûres* pour obtenir à volonté des garçons ou des filles. Les procédés d'alcôve, enseignés dans le livre de Venette (la *Génération de l'homme ou tableau de l'amour conjugal*), dans celui de Millot (*Art de procréer les sexes à volonté*, et dans la *Mégalanthropogénésie*, de Robert, ne peuvent trouver place ici. Ils sont basés sur cette hypothèse : que l'ovaire droit contient des œufs mâles, et le gauche, des femelles. Malgré les prétendues preuves que l'on a données de la possibilité où est l'homme de choisir le sexe de ses descendants, la répartition des sexes restera toujours le secret de la Providence ; et c'est fort heureux.

## § XII.

### De l'accouchement.

Les phénomènes initiaux de l'accouchement commencent. Déjà quelques douleurs se font sentir. Il convient dès lors de prévenir la sage-femme ou l'accoucheur.

Un accoucheur vaut mieux qu'une sage-femme. Je le dis parce que c'est la vérité.

Il est pourtant, je le sais, des accoucheuses expérimentées, parfaitement capables d'avoir la patience nécessaire pour assister utilement à toutes les phases d'un accouchement naturel. Mais un obstacle survient-il, elles ont presque toutes une tendance bien naturelle, et jusqu'à un certain point excusable, à espérer que la nature leur sera propice, et à essayer de terminer elles-mêmes l'accouchement. De là, de petites manœuvres imprudentes, ou l'administration inopportune de l'ergot de seigle qui a causé tant de malheurs, ou encore une temporisation trop prolongée, après laquelle, lorsque enfin l'accoucheur est appelé, il est souvent trop tard. A combien d'accoucheurs n'est-il pas arrivé d'avoir à surmonter des difficultés qui, deux heures plus tôt, n'existaient point encore ? Je pourrais citer plusieurs cas de présentation du tronc, dans lesquels je n'ai été appelé qu'après la mort de l'enfant, ou bien après l'administration d'une dose de seigle ergoté qui rendait l'introduction de la main presque impossible.

Beaucoup de femmes se confieraient de préférence à un accoucheur, mais elles en sont empêchées par un motif qui, tout excusable qu'il soit, doit cependant être blâmé. L'acte de l'accouchement a son importance et ses dangers, devant lesquels toutes les considérations d'une pudeur mal entendue doivent s'effacer. Interrogez d'ailleurs les femmes qui ont été délivrées par un accoucheur. Elle vous diront qu'au moment suprême ( le seul dans lequel la pudeur aurait à s'alarmer ) elles n'ont pas songé à autre chose qu'à leur prochaine délivrance.

Certaines qualités sont indispensables pour un accoucheur. Il doit posséder, outre une patience à toute épreuve, un sang-froid suffisant pour résister à l'influence émouvante des cris de la femme et des lamentations de la famille, assez d'autorité pour lutter contre les insinuations des donneuses de bons conseils, pour écarter de la chambre où l'accouchement a lieu les personnes inutiles, incommodes ou dangereuses. Les premières, qui se tiennent dans les coins de l'appartement, en vicient l'air. Les secondes s'agitent, causent ou se lamentent ; elles sont insupportables.

Les troisièmes sont pleines de bonne volonté; mais, trop impressionnables, elles sont exposées à perdre leur courage, leur sang-froid, au moment critique, et quelquefois à s'évanouir. On peut poser ceci comme un axiome : Dans une chambre de femme qui accouche, le mari est, de tous les assistants, le plus dangereux.

En règle générale, on ne doit garder autour de soi que les personnes utiles. Mais, à cet égard, on fait ce qu'on peut, et non ce qu'on veut.

En ce qui concerne l'accouchement, je n'ai aucun conseil à donner. La femme est entre les mains de l'accoucheur, et elle ne doit rien faire contre sa volonté.

Après l'accouchement, jusqu'au jour où elle relève de couches, elle doit se soumettre exactement aux prescriptions qui lui sont faites. Elle est complètement passive et ne peut qu'obéir. Lorsque son accoucheur cessera de la voir, qu'elle ne se croie pas trop vite capable de rentrer dans la vie commune. Longtemps encore, elle a besoin des plus grands ménagements. Pour s'être levées et avoir marché trop tôt, beaucoup de femmes ont contracté des affections de matrice difficiles à guérir, quelquefois incurables.

Je pourrais bien aussi donner le conseil de ne pas ajouter trop tôt aux fatigues d'un accouchement celles d'une nouvelle grossesse. Mais beaucoup de femmes prétendent qu'elles n'y peuvent rien, et je n'ose pas les contredire.

Je termine ici la première partie de ce livre. Je l'ai faite aussi courte que possible, parce que les femmes liront avec plus d'intérêt la seconde, qui doit traiter de la santé et de la conservation, non plus de l'enfant à naître, mais de l'enfant venu au monde ; car si elles consentent à s'astreindre à des précautions souvent pénibles, dans l'intérêt de cet être qui est leur plus douce espérance, quel zèle ne sont-elles pas disposées à déployer lorsque cette espérance s'est réalisée, et qu'elles possèdent cet enfant à qui désormais elles subordonnent leur vie, n'ayant plus d'autres joies et d'autres douleurs que les siennes, sublimes esclaves de ce tyran bien-aimé. C'est pourquoi je me hâte d'abandonner la mère, pour m'occuper des soins que réclame l'enfant.

# DEUXIÈME PARTIE.

—

## HYGIÈNE ET MALADIES DE L'ENFANCE.

# AVANT-PROPOS.

Dès sa naissance, l'enfant est entouré de dangers; les agents extérieurs et ses dispositions constitutionnelles se réunissent pour conspirer contre sa frêle existence. Lors donc qu'on est parvenu à le protéger pendant sa vie fœtale, et qu'il arrive au monde sain et sauf, les difficultés recommencent plus ardues, et cette plante assez facile à semer est très malaisée à faire croître. Aussi ne doit-on pas s'étonner du grand nombre de livres qui ont été écrits sur l'éducation de l'enfance et sur ses maladies. Les philosophes ont fait concurrence aux médecins.

Parmi ces livres, il en est de très beaux et de très utiles ; mais il convient de distinguer, dans ces ouvrages, le côté théorique et le côté pratique, la philosophie et la médecine ; car la pratique est beaucoup moins facile que la théorie, et les conseils dictés par la saine raison ne sont pas toujours applicables.

Et d'abord, s'il est bon de savoir guérir les enfants malades, il convient encore mieux de les empêcher de l'être. Les préceptes d'hygiène doivent donc avoir le pas sur les conseils médicaux.

Il est certain aussi que les maladies de l'enfance doivent être étudiées dans un certain ordre, car l'enfance a des périodes distinctes auxquelles appartiennent des maladies bien différentes ; cependant, il me paraît inutile d'établir un trop grand nombre de divisions comme l'ont fait plusieurs auteurs.

Je diviserai l'enfance en deux âges seulement : le premier, comprenant le temps qui sépare la naissance du sevrage ; le second, commençant au sevrage et finissant aux approches de la puberté. J'étudierai séparément l'hygiène de ces deux âges, qui comportent chacun des règles spéciales. Quant aux maladies, je les passerai successivement en revue, en décrivant d'abord celles qui affectent les nouveau-nés et les enfants à la mamelle, mais sans m'astreindre exactement à suivre leur ordre d'apparition.

Je ne dois point oublier que j'écris ce livre dans le midi de la France, et j'aurai soin d'appeler l'attention sur les particularités que les maladies peuvent présenter sous le ciel provençal. Il existe, en effet, dans leurs symptômes, leurs causes et leur marche, des différences notables entre les pays froids et les pays chauds.

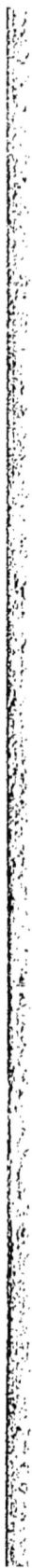

# HYGIÈNE DE L'ENFANCE

---

## SECTION PREMIÈRE.

—

## HYGIÈNE DE LA PREMIÈRE ENFANCE.

---

## CHAPITRE PREMIER

—

### De l'éducation en général.

Il est facile d'édifier, dans le silence du cabinet, un plan d'éducation modèle ; et si cette idée vient à un homme de la force de J.-J. Rousseau, il en résulte un admirable livre comme l'*Emile*. Mais celui qui cherche à appliquer cette théorie séduisante, se trouve arrêté à chaque pas par des difficultés à peu près insurmontables. C'est, qu'en effet, la théorie et la pratique sont séparées par un abîme.

Le système de J.-J. Rousseau et celui de Locke ont excité bien des enthousiasmes; mais il a fallu ensuite les reconnaître impraticables. Que de belles pages ont été faites sur l'allaitement maternel! Celles de Rousseau sont immortelles. Tout le monde est théoriquement d'accord sur ce sujet. Et, pourtant, on voit tous les jours des mères qui ne nourrissent pas, et qui ont raison. Habituez l'enfant, dit le théoricien, à ne teter qu'un certain nombre de fois le jour et la nuit; en dehors de ces heures de repos bien réglées, s'il crie, laissez-le crier. Obtenez donc cela d'une mère. Et le théoricien, lui-même, s'il était présent, ne perdrait-il pas vite patience, et n'essaierait-il pas d'apaiser ces cris avec quelques gorgées de lait?

Je pourrais citer beaucoup d'autres exemples, mais ils se présenteront dans le cours de cette étude.

Convaincu des difficultés qu'on rencontre dans la mise en pratique des règles d'hygiène applicables a l'enfance, j'éviterai d'en tracer de trop sévères, et, autant que possible, je donnerai des conseils faciles à suivre. Faisant ainsi quelques concessions à la faiblesse maternelle, j'espère obtenir plus que si je me montrais d'une inflexible sévérité.

# CHAPITRE II.

—

## Des premiers soins à donner après la naissance.

En général, ces soins appartiennent à l'accoucheur, à la sage-femme ou à quelque parente. Je les indique ici parce que toutes les femmes doivent être capables de les prodiguer.

Le cordon ombilical ayant été coupé d'un seul coup bien net, avec de bons ciseaux, à environ deux pouces de l'ombilic, il faut le lier avec un fil double ciré, que l'on serre et que l'on noue avec soin, de façon à ce qu'il no puisse glisser ; car si le nœud se défaisait, et que la respiration de l'enfant vînt à s'embarrasser, une hémorragie mortelle en serait la conséquence. Plus le cordon est épais, gros, plus il faut serrer ; car, ces cordons charnus se desséchant, le nœud serait bientôt trop lâche, si on n'opérait pas une constriction énergique. Si l'on trouvait au niveau du nombril une tumeur communiquant avec le cordon, il faudrait éviter avec soin de la comprendre dans la ligature ; car, il se pourrait que ce fût une hernie.

Le cordon une fois lié on s'assure si l'enfant respire bien. S'il ouvre largement la bouche et crie en venant au monde, la respiration s'établit énergiquement par ce premier cri, et continue ensuite. Mais il n'en est pas de même dans les accouchements lents ou laborieux, lorsque l'enfant naît à demi asphyxié. Souvent on le reçoit flasque, inerte, pâle, ou bien bleuâtre, suivant la nature des souffrances qu'il a supportées, et, surtout, suivant leur durée ; car l'asphyxie lente et l'asphyxie rapide produisent chacune un effet différént. La respiration est nulle : en mettant la main sur la région du cœur, on en perçoit à peine les battements, et quelquefois pas du tout ; l'oreille appliquée sur la poitrine les entend faiblement. En apparence, l'enfant est mort. Il faut, dans ces cas, s'armer de courage et de patience. Tant que l'oreille entend battre le cœur, même faiblement, toute espérance n'est pas perdue. Plusieurs moyens doivent être employés. D'abord des frictions assez énergiques sur la poitrine seront exercées avec la main sèche ou trempée dans un liquide excitant comme le vin ou l'eau-de-vie.]

Un moyen qui souvent réussit, c'est de prendre une gorgée de rhum ou d'eau-de-vie dans la bouche, et de la projeter avec force sur la poitrine de l'enfant. Bien des fois j'ai amené ainsi un cri ou une inspira-

ion énergique, et la respiration mise en train conti-
nuait.

Souvent il suffit d'introduire le doigt dans le fond
de la bouche ; on le ramène chargé d'une mucosité qui
gênait la respiration ; ou bien l'enfant fait un effort
qui chasse ce mucus. On peut réussir aussi en fouet-
tant assez énergiquement les fesses et la plante des
pieds.

On conseille avec raison de chatouiller avec la barbe
d'une plume d'oie le fond de la gorge ou les narines.
L'enfant éternue et il est sauvé.

L'immersion dans l'eau chaude a été quelquefois
suivie de succès. Mais le moyen de beaucoup le plus
efficace est le suivant : On applique sa bouche à celle
de l'enfant, et l'on y pousse une bouffée d'air, après
quoi on presse doucement la poitrine et le ventre, et
l'on alterne ces deux actions, établissant ainsi une respiration artificielle que l'on interrompt de temps en
temps, afin de voir si la respiration spontanée ne s'est
pas établie. Peu à peu les battements du cœur deviennent plus intenses. On les aperçoit qui soulèvent la poitrine un peu au-dessous du mamelon gauche. Puis, la
poitrine s'élève ; l'enfant aspire un peu d'air pour la
première fois ; cette première respiration n'est qu'une
sorte de soupir douloureux ; on en favorise le retour
par quelques pressions bien ménagées, en même
temps qu'on emploie les moyens accessoires indiqués
plus haut. Après deux ou trois inspirations, quelquefois séparées par un long intervalle, les mouvements

d'élévation et d'abaissement de la poitrine deviennent plus fréquents ; les lèvres, pâles ou violettes jusquelà, commencent à prendre une teinte rose de bon augure. Enfin, à cette respiration incomplète, à ces soupirs péniblement exhalés succède un petit cri, bientôt suivi d'autres mieux accentués. On a passé ainsi deux ou trois heures quelquefois à opérer cette résurrection ; mais l'enfant vit, et l'on ne regrette pas sa peine. Rien, au contraire, n'est plus navrant que de voir, après une apparence de réussite, après que l'enfant a commencé à respirer, ces bons signes disparaître peu à peu, la peau reprendre, en se refroidissant, sa teinte pâle et la vie cesser définitivement.

Les accoucheurs opèrent la respiration artificielle en introduisant un tube dans les conduits aériens. Je l'ai fait moi-même, deux ou trois fois, avec succès. Mais je ne puis conseiller ici que l'insufflation bouche à bouche, qui est déjà un excellent moyen.

Pendant toutes ces manœuvres l'enfant doit être tenu chaudement ; car il a une grande tendance à se refroidir. Cependant, je dois dire que, dans quelques cas, la température de la chambre étant trop chaude, on a ranimé des enfants en les exposant à un air plus vif dont l'impression brusque excite soit un éternuement, soit simplement la première inspiration et le cri.

Ces soins demandent une grande habitude. Plus d'une fois j'ai réussi à rappeler à la vie des enfants considérés comme morts ; mais il m'a fallu plusieurs heures de soins non interrompus ; et, en comparant la peine que cette résurrection m'avait coûtée à celle que l'auteur de leurs jours avait pu se donner pour les engendrer, je me suis souvent demandé s'il n'y avait pas excès de modestie de la part du médecin à ne s'intituler que le second père de ces enfants.

Chose triste à dire, l'homme vient au monde sale; et comme on ne nous lèche pas, il faut qu'on nous nettoie. Pour cela, il suffit quelquefois d'essuyer la peau avec un linge fin quand l'enfant est relativement assez propre; mais quand l'enduit gras qui couvre la peau est très-considérable, un lavage est nécessaire. La meilleure manière d'enlever cette matière grasse, c'est de l'émulsionner avec un jaune d'œuf délayé dans l'eau tiède; après quoi on essuie bien l'enfant. Du reste, il y a toujours autour des accouchées quelque femme très-experte en ce lavage, et je n'ai pas besoin d'insister sur ce point.

Avant de vêtir l'enfant, il convient de s'assurer si toutes les ouvertures naturelles de son corps existent et sont dans l'état normal, et s'il n'a aucun membre luxé ou fracturé.

On enveloppe ensuite le bout du cordon ombilical avec une petite compresse bien fine que l'on applique sur le côté gauche de l'abdomen, c'est-à-dire du côté opposé au foie, et on la maintient avec une petite bande assez large, qui fait deux fois le tour de la ceinture à peu près, et doit s'arrêter avec des cordons et non avec des épingles. On a soin, dans cette opération, de ne pas exercer de tractions sur l'ombilic.

Le moment est venu de vêtir l'enfant. Les habilleuses, en général, ne manquent pas. Les femmes paparaissent éprouver une jouissance particulière à envelopper un enfant de ses premiers vêtements. Mais ici se présente une question grave : comment faut-il habiller les nouveau-nés ?

———

# CHAPITRE III.

—

## Des vêtements.

Les frais d'éloquence suscités par l'ancien maillot n'ont plus aujourd'hui de raison d'être. On a reconnu, depuis longtemps déjà, que le supplice de l'immobilité infligé à ces innocents dont on appliquait les bras le long du corps, de manière à en faire de véritables paquets, que ce supplice, dis-je, était barbare et inutile ; si l'on continue à emmailloter les enfants, au moins ont-ils les bras libres.

Depuis bien des années, en Angleterre, le maillot est abandonné pour les robes longues qui dépassent de beaucoup les pieds de l'enfant, et protègent ses membres contre le froid tout en leur laissant la liberté des mouvements.

La mode anglaise commence à avoir en France des partisans ; mais le maillot n'y est pourtant pas encore détrôné.

En Russie, le vêtement du nouveau-né est une variété de la mode anglaise. C'est une sorte de sac allongé.

L'Italie est fidèle au maillot.

Les deux méthodes ayant chacune de zélés défenseurs, il n'est pas sans intérêt d'examiner laquelle mérite la préférence.

Beaucoup de gens soutiennent que le maillot dans lequel notre génération a été élevée est suffisamment commode, et qu'il n'est pas nécessaire d'inventer autre chose. Ils allèguent que l'enfant est ainsi mieux soutenu, plus maniable, qu'il peut être confié à des mains peu adroites, et que, grâce à ce vêtement, on ne risque pas de communiquer aux reins des mouvements exagérés et dangereux.

Je reconnais que le maillot, convenablement appliqué, n'a pas de grands inconvénients, et j'admets très-bien qu'une mère de famille qui possède un trousseau composé d'après cette méthode se dispense d'en faire un nouveau. Cette concession faite, je dois signaler les désavantages du maillot.

D'abord, il peut être mal appliqué, et alors il serre trop l'enfant, et le fait souffrir. Smellie cite dans son ouvrage deux cas d'asphyxie par cette cause. On peut avec des précautions empêcher cet inconvénient; mais alors même que le maillot est modérément serré, les jambes de l'enfant sont trop gênées dans leurs mouvements. Lorsqu'on le défait, on voit ces petits membres s'agiter, et le nouveau-né paraît profiter avec délices de ce court instant de liberté. Ainsi, il est certain que si l'enfant pouvait donner son opinion il repousserait le maillot.

De plus, le vêtement n'est pas enlevé et remis instantanément. On y regarde à deux fois avant de le défaire, et les nourrices en profitent pour laisser souvent l'enfant mouillé plus longtemps qu'il ne faudrait.

Enfin, au bout de trois mois environ, il faut y renoncer, parce que l'enfant ne peut pas rester ainsi emprisonné, et qu'il faut laisser ses jambes se mouvoir davantage.

La méthode anglaise laisse les membres libres, tout en les couvrant suffisamment. Elle permet une exploration facile et instantanée des cuisses; de cette façon, si l'enfant se mouille, on peut s'en assurer aussitôt. On enlève les langes salis très-aisément, ce qui rend toute négligence à cet égard inexcusable. Enfin, ce vêtement peut être conservé jusqu'au moment où l'enfant marche. Encore, à cette époque, ne subit-il que de très-légères modifications.

On a objecté que les nourrices n'en ayant pas l'habitude, il faut leur enseigner à vêtir l'enfant, ce qui ne se fait pas sans peine. Ce reproche n'est pas sérieux; la nourrice est bientôt mise au courant, et acquiert, en bien peu de temps, une habileté suffisante.

Quant à la difficulté de bien porter l'enfant et aux dangers que courent ses reins, je n'hésite pas à dire qu'ils n'existent que dans l'imagination. La sangle dont les reins sont entourés et le coussin sur lequel on porte l'enfant pendant les premiers mois sont même des précautions superflues. La colonne vertébrale du nouveau-né n'est pas de verre ; elle possède, au contraire, une souplesse remarquable. Les Arabes et les Indiens n'entourent le corps de leurs enfants que d'une natte ou d'un lambeau d'étoffe, et ils se développent à merveille.

Je donne donc la préférence à la méthode anglaise. Elle me paraît plus rationnelle et plus conforme aux lois de la nature.

Je ne ferai pas ici l'énumération des pièces qui composent le vêtement complet de l'enfant. Je n'enseignerais rien qui ne soit connu. Je dois dire seulement que le nombre des enveloppes et la nature du tissu doivent être combinés de façon à éviter également le froid et la trop grande chaleur. La flanelle ne doit pas être appliquée immédiament sur la peau, si ce n'est chez les enfants nés avant terme ou très-chétifs, qui ont besoin d'une calorification plus grande et d'une excitation constante des fonctions de la peau.

Les pieds seront couverts de bas de laine, car ils se refroidissent facilement. Au contraire, il faut éviter d'amener trop de chaleur à la tête ; en général, on la couvre trop. L'enfant sue, surtout s'il a beaucoup de cheveux, et le moindre changement d'air lui donne un rhume de cerveau. Il suffit quelquefois, pour l'enrhumer, du passage d'une chambre dans une autre, ou d'une porte ouverte près de lui. Je ne puis cependant pas indiquer combien il faut lui mettre de bonnets, car le tissu dont ils sont composés varie beaucoup. Certains bonnets à jours ne peuvent pas sérieusement compter pour une enveloppe.

Quelle que soit la méthode suivie, les vêtements doivent toujours être fixés par des cordons et non par des épingles. Je sais bien que les cordons sont embarrassants, et les nœuds difficiles à défaire ; mais avec eux, du moins, on n'est pas constamment sur le qui-vive ; si l'enfant crie, on n'a pas à craindre que ses plaintes proviennent d'une piqûre, et surtout on n'est pas exposé à le voir pris de convulsions, parce qu'une épingle lui traverse la peau, ainsi que cela est arrivé plus d'une fois.

Aussitôt qu'une des pièces du vêtement est salie, il faut la changer, même si l'enfant ne se plaint pas. On évite ainsi les excoriations et les rougeurs de la peau, inévitables sans la propreté la plus méticuleuse. Si le linge est un peu froid, on le frictionne un instant entre les mains, et il peut être appliqué sans avoir été chauffé ; mais il doit toujours être bien sec.

Dès l'âge le plus tendre, nous subissons la tyrannie de la mode. C'est un spectacle digne de pitié que celui de la toilette des enfants que l'on revêt de robes incommodes. Les adultes sont libres de s'imposer des vêtements gênants, mais il faudrait épargner ce supplice aux enfants. Leurs vêtements ont besoin d'être simplifiés. Je sais bien qu'à cet égard je prêche vainement, et que les exigences du luxe et de la fantaisie sont plus fortes que mes conseils. J'ai voulu pourtant signaler ce travers des mères de famille, contre lequel les enfants protestent chaque jour par leurs cris.

En condamnant le maillot, je ne me suis pas servi contre lui d'un grand nombre d'arguments dont on a usé et abusé. On l'a souvent accusé de faire des bossus, des boîteux, des rachitiques. Cette accusation me paraît exagérée. Je pense que le maillot peut être avantageusement remplacé par un autre vêtement; mais je reconnais que, bien appliqué, il n'est pas absolument mauvais. En résumé, la méthode anglaise me paraît préférable; mais, quel que soit le vêtement adopté, il faut veiller à ce qu'aucune des pièces qui le composent ne gêne l'enfant. Je n'admets pas que chez un nouveau-né le haut de la poitrine, ni aucune autre partie du corps puisse rester nue. Il a une grande tendance à se refroidir et doit être couvert; mais il faut éviter de le faire suer en le couvrant trop, car la sueur le fatiguerait beaucoup, en même temps qu'elle l'exposerait aux rhumes.

La méthode anglaise subit certaines modifications, suivant les localités, mais le principe reste le même, c'est-à-dire qu'elle permet toujours la liberté des mouvements et l'exploration facile de toutes les parties du corps. Ces deux avantages suffisent pour établir sa supériorité.

En tenant bien l'enfant de manière à ce que sa tête

repose sur le bras de la nourrice, et en équilibrant le poids de son corps de façon à ce qu'il soit partout bien soutenu, on peut presque toujours supprimer le coussin, qui fait le désespoir de la plupart des nourrices. On leur apprend plus facilement à bien porter l'enfant qu'à tenir ce coussin.

Le cordon qui fixe le bonnet doit être attaché assez lâche pour ne point marquer la peau des joues et du cou, sinon ces parties seront bien vite excoriées. Pour éviter cet inconvénient, on a conseillé d'écarter ce cordon de la peau en le tirant vers la poitrine, à l'aide d'une bandelette. Mais ce moyen est gênant et inutile; il nous ramènerait presque au temps de la têtière, cette bande avec laquelle on maintenait la tête droite.

Si l'enfant vient au monde avec une fracture de cuisse ou de jambe, ce qui peut arriver dans quelques accouchements très-difficiles, le maillot mérite alors la préférence, justement parce qu'il immobilise les membres.

Le juste milieu, pour que l'enfant n'ait ni trop chaud, ni trop froid, n'est pas aussi facile à tenir qu'on pourrait le croire. On est souvent obligé de tâtonner avant de bien connaître les dispositions de l'enfant à cet égard. En hiver, les variations de température qué nous subissons rendent la difficulté assez grande. En été, la règle est de couvrir l'enfant le moins possible.

Si, dans les premiers mois, surtout en hiver, la tête doit être protégée par un bonnet, il n'en est plus de

même en été, et au bout de peu de temps on peut laisser la tête nue, même en hiver. Quant à la compress-
que quelques personnes appliquent sur la partie du
crâne où les os ne sont pas encore formés, elle me paraît tout à fait inutile.

# CHAPITRE IV.

—

## De l'alimentation.

Après la cérémonie du premier habillement, on donne à l'enfant quelques cuillerées d'eau sucrée tiède, et puis il s'endort. Pendant ce sommeil, sa mère a le temps de se reposer des fatigues de l'accouchement, et le sein qui doit le nourrir ne sera présenté au nouveau-né qu'après ce temps de repos.

L'enfant doit être nourri de lait. S'il en est qui ont pu être élevés avec de l'eau d'orge et de la bouillie, ils représentent l'exception. Les médecins anglais se sont, avec raison, élevés contre l'usage et surtout l'abus de la bouillie qui a fait bien des victimes. En France on donne souvent d'autres aliments que le lait à une époque trop rapprochée de la naissance, au grand préjudice des enfants.

L'alimentation lactée peut se faire de plusieurs façons :

Par le sein de la mère ou d'une nourrice.

Par le lait des animaux, soit que l'enfant le prenne à leurs mamelles, soit qu'on le lui présente dans un biberon ou à la cuiller.

### De l'allaitement maternel.

L'allaitement maternel est le seul conforme aux lois de la nature. Toute mère capable de nourrir qui ne remplit pas ce devoir est coupable.

Ce simple axiome résume toutes les belles phrases qui ont été écrites sur ce sujet. On pourrait former de gros volumes avec toutes les pages plus ou moins éloquentes des philosophes indignés contre leur siècle. Nous avons une malheureuse tendance à célébrer les vertus du temps passé ; et pourtant, en y regardant de plus près, il est facile de constater que déjà les mœurs étaient blâmées par les moralistes de ces époques tant louées.

Tacite réprimande vertement les dames romaines qui se dispensent d'allaiter leurs enfants ; il trouve Rome dégénérée. Mais n'a-t-on pas le droit de se demander, en voyant la nourrice jouer un si grand rôle dans des temps bien plus reculés, jusqu'à quelle époque il faudrait remonter pour trouver des mœurs véritablement pures ? C'est que malgré tous les beaux

discours des philosophes, il y a toujours eu beaucoup
de femmes incapables de nourrir ; et si le nombre en
est moins grand chez les peuples primitifs, c'est que
la civilisation et les habitudes qu'elle engendre, alté-
rant la constitution des femmes, détruisent en elles la
faculté d'allaiter, et non, comme le prétendent les moralistes, la tendresse maternelle.

J.-J. Rousseau, le plus exclusif et le plus sévère
des écrivains qui ont traité ce sujet, à force de vouloir
trop prouver, a fini par ne rien prouver du tout. Pour
lui, pas d'exception ; toutes les mères doivent nourrir ; là est le salut de l'État. Je renvoie à l'*Emile* les
mères (s'il en est) qui songent d'avance à se débarrasser des ennuis de l'allaitement. Puisse l'éloquence de
Rousseau les ramener à de meilleurs sentiments ! Pour
ma part je la trouve outrée, et mon admiration pour elle
est assez tiède. Je préfère le naïf et doux plaidoyer de
Scévole de Sainte-Marthe. Ce savant, ce jurisconsulte,
était aussi poète ; et son poème latin, la *Pédrotrophie*,
(art d'élever les enfants) n'est pas sans charme. Je
profite de ce que l'auteur lui-même, à la demande
du roi Henri III, a traduit une partie de son œuvre,
pour en citer un des plus jolis passages :

> Les femelles des ours, des tigres, des lions,
> Et d'autant qu'il y a d'animaux plus félons,
> Gardent à leurs petits cette amour naturelle
> De leur donner du lait de leur propre mamelle.
> Toi que Nature a fait, par sa bénignité,
> Capable d'un esprit doué d'humanité,

Auras-tu moins d'amour qu'une bête sauvage
A conserver le fruit qui est de ton ouvrage ?

. . . . . . . . . . .

Qui veux-tu qui le porte en son tendre giron,
Qui le pende à son col jouant à l'environ,
Et qui ait le plaisir, comme il commence à croistre,
De voir son premier ris qui nous semble cognoistre ;
D'ouïr les premiers mots et le doux gazouiller
De sa langue enfantine essayant à parler ?
Est-il si grand besoin de conserver entière
La beauté d'un tétin volage et passagère ,
Que méprisant ainsi de nature la loi
Tu quittes ces plaisirs à une autre qu'à toi ?

Combien je préfère cette paternelle exhortation à la férule de Rousseau !

Si les états avaient besoin de se repeupler , ce qui n'est pas , je ne crois point que l'allaitement maternel pût produire ce résultat. Les tentatives malheureuses des mères dont le lait est insuffisant ou mauvais font au moins autant d'enfants malades ou chétifs que les défauts des nourrices. Il n'y a pas aujourd'hui plus de mauvaises mères qu'autrefois; les philosophes ne l'ont supposé que pour les besoins de leur cause. Toutes les jeunes filles qui se marient brûlent du désir d'allaiter leurs enfants. Elles n'ignorent pas les inconvénients d'un lait étranger ; d'avance elles savent qu'elles seraient jalouses de se voir remplacées dans l'affection de l'enfant, ou de n'avoir qu'une part de cette affection. Aussi, le moment venu, le médecin a plus souvent besoin de leur interdire l'allaitement que le le conseiller; car, dans les villes, le nombre des femmes incapables d'être nourrices est considérable. Beaucoup d'entre elles s'obstinent malgré les avertissements de la médecine, et plus tard ont lieu de s'en repentir.

Soutenir que le lait seul de la mère est toujours tel qu'il doit être, c'est-à-dire proportionné par sa nature aux besoins de l'enfant, celui-ci participant ordinairement aux qualités de celle qui l'a mis au monde, me paraît contraire au bon sens. En effet, l'enfant peut très-bien ne ressembler en rien à sa mère par sa constitution, et, dans ce cas, s'il est vigoureux, il l'aura bientôt épuisée. En second lieu, loin de penser qu'un enfant faible ait besoin d'un lait faible et peu consistant, je crois que le plus souvent il faut renverser la proposition. D'ailleurs, il est facile de remédier aux inconvénients d'un lait trop fort, en soumettant la mère à un régime approprié; tandis qu'il n'y a guère de moyens de remédier à un lait trop faible.

Enfin, je ferai observer que, dans les moments où l'enfant souffre, alors qu'il lui faudrait précisément un lait de bonne qualité, le lait maternel est souvent troublé par l'inquiétude et les angoisses de la mère; et, plus l'enfant est malade, plus sa nourriture devient mauvaise, ce qui oblige beaucoup de mères à cesser d'allaiter par cela seul qu'elles sont trop impressionnables.

Toute femme qui se porte bien doit nourrir son en-

fant ; son intérêt personnel le lui commande autant
que la morale. Il est parfaitement constaté que les
suites de couches sont alors plus faciles , et la santé
plus assurée pour l'avenir. Ce n'est pas sans quelques
dangers que l'on supprime la sécrétion du lait, et
cette fonction doit avoir son libre cours comme les autres. Je n'insiste pas sur cette observation, parce que
ce serait prêcher des converties.

Puisque toutes les mères ne sont pas capables de
nourrir , il importe de bien connaître les contre indications à l'allaitement maternel ; car, si un enfant
robuste peut résister à une tentative infructueuse , et
recouvrer la santé par le changement de lait, un
enfant chétif peut succomber très-rapidement.

Examinons donc quelles femmes sont dispensées
d'être nourrices.

En premier lieu , il faut placer celles qui n'ont pas
de lait. Ceci paraît au premier abord une vérité inutile à
dire; et pourtant on voit tous les jours de malheureux
enfants s'épuiser à tirer quelques gouttes de lait d'une
mamelle presque vide. La succion répétée de ses lèvres réussit souvent, il est vrai, à exciter une sécrétion
d'abord languissante ; mais, parfois aussi , quelle que
soit la bonne volonté de la mère , et malgré le régime
le plus fortifiant , il se produit très-peu de lait. Si des
jeunes filles , des grand'mères , des hommes même,
(dit-on) ont pu nourrir des enfants en les approchant
avec persistance de leur sein , on voit des nourrices
gagées, malgré tous leurs efforts et le désir de conserver
leur place , être obligées de renoncer à allaiter.

Lorsque, au moment de l'accouchement, les mamelles sont vides, c'est déjà un mauvais signe. Tout espoir n'est pas perdu cependant. La succion peut amener la sécrétion du lait ou l'augmenter si elle est faible ; mais si au bout de quelques jours cet état persiste, il est imprudent de persévérer, surtout si l'enfant paraît souffrir, et si les boissons lactées qu'on lui donne pour suppléer à l'insuffisance maternelle ne paraissent pas lui suffire. Dans le cas où l'on aurait à sa disposition une nourrice, et où l'enfant consentirait à prendre alternativement son sein et celui de sa mère, on pourrait prolonger l'essai plus longtemps, l'alimentation étant assurée. J'ai à peine besoin de dire que, dans ce cas, le régime de la mère doit être de nature à favoriser la formation du lait; qu'elle doit bien se nourrir, et éviter toute fatigue. Son état moral doit être aussi l'objet des plus grands soins.

On a conseillé divers médicaments pour augmenter la sécrétion du lait, entre autres la pimprenelle. Le docteur Bouchut assure avoir obtenu un bon résultat au moyen de cataplasmes de feuilles de ricin.

Les médecins américains emploient, outre ces cataplasmes, une liqueur alcoolique de feuilles de ricin dont ils font prendre plusieurs cuillerées par jour.

Un remède simple et facile à employer c'est la décoction de graines de coton. On prend une poignée de ces graines pour faire trois ou quatre tasses de tisane, à boire dans la journée.

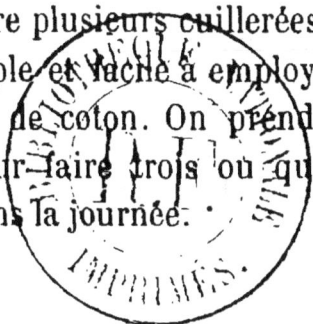

Je dois à l'obligeance d'un de mes confrères la relation d'un cas dans lequel cette tisane a produit promptement un remarquable résultat.

D'après la nature de la sérosité lactescente contenue dans les mamelles avant l'accouchement, on peut prévoir à peu près quelles seront plus tard les qualités du lait. Mais le médecin peut seul apprécier ces signes ; il est donc inutile de les indiquer ici.

Quelquefois le lait paraît avoir toutes les qualités requises, la mère étant en parfaite santé ; et pourtant l'enfant ne s'en trouve pas bien. Le lait a un défaut qui échappe à l'analyse, et l'on constate qu'il est nuisible sans en pouvoir découvrir la cause. Ces cas sont assez communs lorsqu'on donne à l'enfant une nourrice étrangère ; mais ils se présentent aussi quelquefois dans l'allaitement maternel.

Les femmes à poitrine faible et suspecte, celles qui sont affectées d'une maladie chronique doivent renoncer à nourrir. J'ai signalé également les femmes très-impressionnables, dont le système nerveux est trop facilement surexcité.

Depuis le jour de sa naissance, jusqu'au moment du sevrage, l'enfant, même le mieux constitué, est bien souvent souffrant, ne fût-ce que sous l'influence de la dentition. Si chaque fois qu'il souffre ou qu'il se blesse, la mère doit en être tellement impressionnée que son lait devienne pernicieux, il vaut mieux qu'elle cesse d'allaiter. Les accès de colère, les émotions violentes ont plus d'une fois causé des convulsions aux enfants, et les femmes qui s'y abandonnent trop facilement sont de mauvaises nourrices.

On a cité des cas dans lesquels des femmes à susceptibilité nerveuse exagérée, allant jusqu'à l'hystérie, ont nourri avec succès, et ont même vu cet état nerveux se calmer pendant toute la durée de l'allaitement. Ces faits sont trop exceptionnels pour qu'on puisse compter sur ce résultat.

La mauvaise conformation du mamelon est rarement un obstacle sérieux. On peut en général corriger ce défaut.

Si les femmes n'étaient pas naturellement disposées à allaiter leurs enfants, les ennuis que cause même la meilleure des nourrices, et l'embarras de la choisir les y engageraient. Les nourrices ont, en général, plus de défauts que de qualités. Cependant il ne faut pas être injuste. J.-J. Rousseau l'était lorsqu'il disait : « *Celle qui nourrit l'enfant d'une autre au lieu du sien est une mauvaise mère ; comment sera-t-elle une bonne nourrice ?* » — A ce compte, il faut déjà excepter celles dont l'enfant est mort. Mais ce n'est point assez. Lorsque l'on est pauvre, que le pain manque au logis, on n'est pas une mauvaise mère, lorsqu'après avoir assuré la nourriture de son enfant dans un pays où elle coûte peu, on s'éloigne de son foyer, et l'on supporte les peines de l'exil et de la séparation, pour que, pendant ce temps, le reste de la famille ait du pain et des habits.

Quoi qu'en dise Rousseau, les nourrices s'attachent

presque toutes au nourrisson; elles sont femmes et
ont cette qualité constante de la femme, la tendresse.
Ne pouvant le nier tout à fait, Rousseau finit par dire
que cet attachement a des inconvénients parce que
l'enfant reconnaissant oublie sa mère. Sans doute,
c'est là un mal dont les mères, obligées de confier
leurs enfants à des mains étrangères, gémissent, mais
ce mal est inévitable. Qui oserait désirer que l'enfant
n'aimât pas sa nourrice, et que son premier défaut fût
l'ingratitude? Cette tendresse réciproque de la nourrice et de l'enfant s'est perpétuée depuis l'antiquité la
plus reculée, et le grand Homère y a puisé un des
plus beaux épisodes de son Odyssée. Cette tendresse
est naturelle et doit être encouragée par les parents.
Si, en songeant au métier pénible qu'elles font, on
doit être indulgent pour les nourrices même médio-
cres, lorsqu'on a le bonheur d'en trouver une bonne,
on doit lui accorder une véritable affection.

### Du choix de la nourrice.

Heureuses les mères qui peuvent allaiter, car le
choix d'une nourrice, quelques précautions que l'on
prenne, est toujours un coup de dé.

La famille ne doit pas d'ailleurs s'en rapporter à
son propre examen, et un médecin doit être consulté.
Il est cependant certains signes faciles à reconnaître,
à l'aide desquels les parents peuvent faire eux-mêmes
un choix provisoire.

Les femmes qui n'ont pas de dents, qui sont très-blondes ou rousses doivent en général être repoussées. Celles qui exhalent une mauvaise odeur le seront toujours. On examinera si le lait a une consistance convenable. Il ne doit être ni trop épais ni trop fluide ; si on en recueille quelques gouttes dans le creux de la main et qu'on incline ensuite celle-ci, il ne doit couler ni trop vite ni trop lentement, ainsi que l'indique Oribase (1), dans son chapitre sur le choix d'une nourrice.

On doit également observer si la nourrice n'est point louche ; si elle n'a pas une voix nasillarde ou trop fausse. Enfin, s'il est vrai que l'enfant participe aux qualités de celle dont il tette le lait, on tâchera de lui donner une nourrice intelligente.

La forme des seins doit être examinée ; car, il faut que le mamelon soit facile à prendre. On ne doit pas attacher une grande importance au volume des mamelles. Ce ne sont pas toujours les plus gros seins qui contiennent le plus de lait ; souvent ce volume n'est qu'apparent, la graisse en constituant la plus grande partie, et la glande mammaire étant relativement peu développée.

Tout bien considéré, les signes extérieurs sont trompeurs, et la meilleure preuve qu'une femme puisse donner de ses bonnes qualités de nourrice, c'est un beau nourrisson. Cette preuve vaut mieux

(1) Oribase, médecin de l'empereur Julien.

que toutes les apparences extérieures. Aussi faut-il toujours préférer une femme qui a déjà élevé des enfants. Il m'est arrivé plus d'une fois de recommander des femmes qui ne payaient pas de mine; mais je les avais vues ranimer en quelques jours des enfants dont la santé avait été compromise par un lait de mauvaise qualité, et je pouvais répondre d'elles. Ainsi un beau nourrisson indique une bonne nourrice. Mais la réciproque n'est par vraie : et telle femme peut avoir un lait excellent qui cependant ne parvient pas à rendre gros et bien portant un enfant naturellement chétif, et qui', né de parents faibles ou malades, sera toujours faible et malade lui-même.

Enfin, comme je l'ai déjà dit, la femme ayant été trouvée saine et son lait en apparence excellent, il peut se faire qu'il possède un défaut, inappréciable à l'analyse, qui le rende impropre à l'enfant.

On attache une grande importance à l'âge du lait. En effet, plus il est jeune, plus il convient au nouveau-né. Mais s'il y a déjà plusieurs mois que la nourrice est accouchée, on peut, par un régime convenable, diminuer la consistance de son lait. Il est bien possible aussi qu'il y ait du vrai dans cette opinion populaire que le lait se modifie suivant l'âge du nouveau nourrisson. Comme on peut d'ailleurs débarrasser l'intestin de l'enfant par un léger purgatif, s'il tette un lait qui ne le purge pas, on voit qu'il n'est pas nécessaire que celui-ci soit récent, et à peu près de même date que la naissance du nourrisson, condition souvent difficile à réaliser. Il faut donc s'attacher seulement à choisir un lait qui ne soit pas assez vieux pour que la nourrice puisse en manquer avant le moment du sevrage.

Le régime de la nourrice doit être, à peu de modifications près, celui qu'elle suivait chez elle. Sa nourriture doit être bonne, mais non excessive. Elle était sobre chez elle; il faut éviter de lui donner des indigestions. Ses aliments doivent être variés, et, si elle est robuste, il faut qu'elle mange plus de végétaux que de viande. Les mets excitants, épicés, lui seront interdits; elle boira du vin modérément, elle devra faire beaucoup d'exercice, autant que possible au grand air, surtout si elle vient de la campagne.

On verra, par une surveillance attentive, quel effet produit sur elle son régime, et si ses digestions se font bien.

Dès les premiers jours on examinera si l'enfant prend le sein avec plaisir, s'il s'en retire satisfait, et si, pendant qu'il tette, le lait lui arrive en suffisante quantité.

Mauriceau conseille de choisir une nourrice ayant accouché d'un enfant du même sexe que le nourrisson qu'on lui confie. Cette condition me paraît de peu d'importance.

La nourrice ne doit guère avoir moins de vingt ans ni plus de trente-cinq. L'âge de vingt-cinq à trente ans est celui qu'on doit préférer.

Entre une femme primipare de très-belle apparence,

et une autre de moins bonne mine, mais ayant déjà fait et élevé un ou plusieurs enfants, il faut en général préférer cette dernière ; car on ne peut savoir ce que sera l'autre. D'ailleurs une primipare ne sait pas habiller l'enfant, ni le manier adroitement. Elle ne sait pas reconnaître l'intention de ses cris ; s'il a faim ou s'il a des coliques. Elle ignore l'art de l'amuser, de le calmer, de l'endormir, toutes choses que l'apprentissage seul enseigne.

La manière dont l'allaitement doit être dirigé, les précautions qu'il demande et les modifications de régime nécessitées par l'état de la nourrice ou de l'enfant sont les mêmes que dans l'allaitement maternel. Les mères qui n'allaitent pas n'auront donc qu'à appliquer à la direction de la nourrice les conseils que je vais donner à celles qui ont le bonheur de nourrir elles-mêmes.

Je n'ai parlé que de la nourrice à domicile. Si le choix en est périlleux, combien sont plus grands les dangers auxquels on s'expose en confiant son enfant à une femme qui n'habite point la même localité, et à l'égard de qui toute surveillance devient très-difficile, presque toujours impossible. Tantôt le pauvre enfant partage avec d'autres un lait qui suffirait à peine à lui seul ; tantôt on le gorge de pommes de terre, de lentilles et même de haricots, et s'il ne meurt pas d'une maladie des intestins, il revient dans sa famille avec les membres et la poitrine noués, et un ventre de grenouille.

Et cependant on voit des parents , après avoir eu le malheur de perdre plusieurs enfants élevés par leur mère ou sous ses yeux , tenter l'aventure , et essayer d'être plus heureux en faisant élever le dernier né à la campagne. Cette épreuve peut réussir. S'il n'est point permis à la famille de se déplacer , il faut au moins que la nourrice campagnarde ne soit point à une distance trop éloignée pour que la surveillance devienne impossible. On la cherchera dans une localité saine , et l'on évitera particulièrement les pays marécageux.

Lorsqu'il est interdit à la mère d'allaiter , elle ne doit pas, les premiers jours, en attendant la nourrice, donner le sein à l'enfant , car il peut être ensuite assez difficile d'éviter l'engorgement des mamelles , l'inflammation, et les abcès. Il vaut mieux dans ce cas , faire boire du lait à l'enfant.

Lorsque le mamelon n'est pas bien formé et que le nouveau-né est malhabile ou trop faible pour corriger ce défaut de conformation, on y remédie en donnant le sein à un jeune chien ou en appliquant une ventouse spéciale. Le médecin doit surveiller l'emploi de ces moyens.

Si le sein s'engorge ou s'enflamme par une cause quelconque, s'il se forme un abcès, c'est au médecin à décider si l'allaitement peut être continué, ce qui dépend du siége de l'abcès, suivant que le pus se mêle ou non au lait.

Lorsqu'il survient une maladie aiguë, l'allaitement

peut quelquefois être continué, mais souvent il doit être supprimé.

Les abcès du sein doivent être percés de bonne heure. Il est toujours imprudent de les laisser s'ouvrir spontanément, car au moment où cette ouverture se fait, il y a souvent une quantité considérable de pus, et le foyer de l'abcès s'étend profondément dans la mamelle ; quelquefois aussi il se produit plusieurs ouvertures, et le sein est à jamais déformé. Il vaut donc mieux se résigner à une incision prompte que de courir les chances d'une suppuration interminable.

Lorsqu'une seule mamelle est malade, on peut, en général, permettre l'allaitement par celle qui est restée saine. Cependant quelquefois l'excitation produite sur celle-ci par la succion agit par sympathie sur l'autre, y fait affluer le lait, détermine des douleurs et ravive l'inflammation. Il faut alors se résigner à ne pas nourrir.

Il est peu de femmes dont les mamelons ne se gercent pas au bout de quelques jours. Ces gerçures sont très douloureuses, et chaque succion devient un véritable supplice.

Chaque fois que l'enfant a tété, il faut appliquer un peu de beurre de cacao ; c'est le meilleur des remèdes simples. S'il ne suffit pas, le médecin pourra formuler une pommade plus active ; mais alors il faut avoir bien soin d'essuyer le mamelon avant de donner à teter. Il est rare, du reste, que ces gerçures soient assez rebelles pour obliger à cesser l'allaitement. L'essentiel est de veiller à ce qu'elles ne saignent pas ; le sang avalé par l'enfant lui occasionnerait des vomissements.

Tant que la femme nourrit, en général les régles ne reviennent pas. Cependant il y a, à cet égard, de nombreuses exceptions. Lorsque les règles reparaissent, tantôt l'enfant n'en souffre nullement, tantôt il éprouve seulement quelques coliques. Il est rare que ce soit un obstacle à l'allaitement.

On ne peut, sans une sévérité exagérée, interdire à la mère tout rapport conjugal. L'excès seul est condamnable, il altère évidemment le lait. Il faut d'ailleurs éviter de donner le sein immédiatement après une excitation de ce genre, comme, du reste, après toute espèce d'émotion.

Une femme doit-elle cesser de nourrir dès qu'elle reconnaît qu'elle est enceinte ? Il suffit, pour répondre à cette question, d'observer ce qui se passe lorsque la nouvelle grossesse n'est reconnue qu'au bout de plusieurs mois, ce qui est le cas le plus commun, parce qu'en général l'avertissement donné par la suppression des règles manque. L'enfant ne commence à souffrir qu'au moment où le lait perd de sa consistance et diminue de quantité. Il trouve alors dans le sein de sa mère une nourriture plutôt insuffisante que nuisible, et cette insuffisance est quelquefois tardive. Ainsi donc, beaucoup de femmes peuvent, dans l'état de grossesse, continuer à nourrir pendant un temps assez long et quelquefois jusqu'à leur accouchement.

Une femme qui allaite ne s'appartient plus ; elle doit régler son régime et tous les actes de sa vie de telle manière que son lait ne perde pas ses bonnes qualités. C'est une étude à faire pendant les premiers mois.

L'intestin du nouveau-né est rempli d'une matière verte qu'on appelle *méconium*. Dans les deux premiers jours après sa naissance, il s'en débarrasse facilement, grâce à l'action purgative du lait de sa mère. S'il tette le lait d'une nourrice, cette propriété purgative manquant, l'évacuation du méconium doit presque toujours être facilitée par l'administration d'un léger purgatif. On emploie en général la manne dissoute dans un peu de lait. Le mieux est de la dissoudre dans l'eau chaude et d'ajouter un peu de lait extrait du sein de la nourrice. Si le lendemain, l'évacuation n'étant pas complète, l'enfant a des coliques, on lui donne une cuillerée d'huile d'amandes douces mêlée avec un peu de lait et d'eau de fleurs d'oranger ; ou bien on lui administre un lavement. Il faut, si l'on peut, se dispenser de médicamenter l'enfant dès sa naissance, et l'on y parvient assez souvent en faisant boire à la nourrice quelques tasses de tisane rafraîchissante, comme la mauve ou l'orge.

Le nouveau-né tette souvent ; ses digestions sont très-rapides ; et d'ailleurs, les premiers jours, son petit estomac ne peut recevoir qu'une faible quantité de lait. Aussi, le sentiment de la faim se reproduit-il présque à chaque instant, avec les cris qui l'indiquent.

Une certaine habitude est nécessaire pour distinguer ces cris de ceux qui proviennent d'une autre
cause, comme une souffrance quelconque, et éviter de
présenter trop souvent le sein. Il faut reconnaître
cependant que l'enfant, s'il n'a pas faim, refuse le
sein, ou bien n'y prend que quelques gorgées de lait.
Or, comme rien n'est pénible à entendre comme les
cris d'un enfant, surtout pour sa mère, on comprend
bien que celle-ci essaie de l'apaiser en le mettant au
sein.

Du reste, il vaut mieux faire teter l'enfant souvent
que de lui laisser prendre trop de lait à la fois. Il est
vrai que la nature a pris ses précautions et que l'estomac se débarrasse de l'excès de lait avalé par l'enfant.
En effet, après avoir beaucoup teté, celui-ci rend une
bonne gorgée de lait, et il n'en reste que ce qui doit
rester. Mais pourtant, à la longue, l'organe peut être
fatigué par l'activité excessive qu'exige une trop
grande quantité de nourriture. On évitera donc de
laisser l'enfant prendre trop de lait, et pour cela, il
convient de ne pas lui faire trop longtemps attendre
son repas.

Si sa faim est modérée, il prendra seulement la
quantité de lait nécessaire ; sinon, comme il arrive
aux adultes qui se mettent à table avec un appétit
excessif, il ne saura pas s'arrêter à temps. Si j'insiste sur cette observation, c'est que beaucoup de
médecins conseillent de régler le plus tôt possible les
repas de l'enfant. En théorie, ils ont raison ; mais ce

précepte est bien difficile à mettre en pratique. Il es
rare qu'on puisse faire prendre cette habitude au
mères et aux nourrices. L'enfant crie, et il est bie
rare que l'on résiste à ses cris; on sait qu'il a faim
et l'on ne tarde pas à l'apaiser en lui donnant
teter. D'ailleurs, les enfants sont assez capricieu
pour leurs repas.

Quelquefois, ils prennent seulement quelques gout
tes de lait; puis, un instant après, ils se remetten
au sein plus sérieusement. Ou bien, pendant qu'il
tettent avec appétit, une colique, ou un accès de tou
provoqué par l'arrivée dans la bouche d'une trop
grande quantité de lait, leur fait lâcher prise, et leu
repas reste incomplet; très-peu de temps après, il
redemandent le sein. Ainsi, la règle qu'on cherchera à
établir se trouvera à chaque instant brisée. Je ne pré-
tends pas qu'il y ait impossibilité absolue; je signale
seulement la difficulté, et je crois être dans le vrai en
disant qu'à cet égard on fait ce que l'on peut et non
ce que l'on veut. J'ajouterai que si une mère obtient
difficilement ce résultat lorsqu'elle allaite son enfant,
il est à peu près impossible de l'obtenir d'une nourrice. Quelle mère n'aime pas mieux sacrifier son sommeil plutôt que de rester sourde aux cris de l'enfant
jusqu'à ce qu'il soit habitué à des repas espacés;
et quelle nourrice, lorsque l'enfant la réveille, fait
autre chose que lui présenter le sein?

Autres préceptes purement théoriques :

On ne doit faire teter l'enfant que lorsqu'il est bien
éveillé.

La nourrice ne doit pas lui donner le sein immédiatement après avoir mangé.

Au premier, j'objecterai que presque tous les enfants s'endorment en tetant.

Au second, que le lait contenu dans le sein quand la nourrice sort de table n'est pas le produit de ce dernier repas, et qu'il a, par conséquent, les qualités nutritives désirables. Et quand bien même il en serait autrement, si l'enfant a faim à ce moment, faut-il le faire attendre? Et puis, ne voit-on pas tous les jours la nourrice donner le sein à l'enfant avant même que son repas soit terminé, et cela sans aucun accident?

Si la mère a du lait en quantité suffisante, l'enfant ne doit prendre aucune autre nourriture, au moins pendant les six premiers mois. Sinon il faut lui donner à boire du lait de vache ou de chèvre, qu'il faut se garder de faire bouillir; car l'ébullition le modifie d'une façon désavantageuse. Il doit être aussi récent que possible, et, dans les premiers temps, coupé avec de l'eau d'orge.

Dans le Nord, à partir de six mois et même avant cette époque, on commence à donner à l'enfant des soupes maigres, des crèmes de pain, de gruau.

Dans le Midi, nous nous pressons moins, et nous avons raison. Les enfants, surtout pendant l'été, se trouvent mieux de l'usage exclusif du lait. Quant à la bouillie faite avec la farine de froment, elle a suscité bien des discussions. Pour les uns elle est excellente, pour les autres très-nuisible. très-indigeste. Les mé-

decins anglais , témoins de l'énorme abus qu'on en
faisait dans leur pays , se sont élevés fortement contre
ce genre de nourriture. En France elle est peu employée. Il faut reconnaître qu'elle est assez lourde à
digérer et que la panade et la crême de gruau valent
mieux.

Tant que l'enfant n'a pas de dents, tout aliment solide doit lui être refusé. Lorsqu'il en a quelques-unes,
on peut lui donner un morceau de pain assez dur
pour qu'il n'en puisse avaler des bouchées trop considérables. En même temps que ce pain le nourrit un
peu , il lui sert de hochet, et, en ramollissant les gencives et excitant la sécrétion salivaire , il favorise
l'éruption des dents.

Les soupes grasses ne sont permises qu'à la fin de
la première année, on peut commencer par un peu de
bouillon de poulet, ou du bouillon de bœuf bien dé-
graissé auquel on ajoute un peu de mie de pain ; après
quoi on arrive aux potages de semoule , de tapioca,
de riz ou d'une pâte quelconque.

Lorsque l'enfant commence à prendre ainsi quelque
nourriture , il demande à boire, et le lait ne lui suffit
plus pour apaiser sa soif. On peut lui donner de l'eau
pure, à condition qu'elle ne soit pas trop froide , et
qu'il ne vienne pas de teter. En dehors des repas l'eau
peut être très-légèrement sucrée.

Beaucoup de personnes donnent de très-bonne
heure de l'eau vineuse. Sans être aussi sévère que
Platon, qui ne permet pas le vin avant l'âge de dix-huit

ans, je crois qu'il est inutile d'en faire boire à l'enfant avant qu'il soit sevré ou sur le point de l'être. L'eau est une excellente boisson, qui suffit à le désaltérer.

Je ne saurais partager l'opinion des médecins qui prétendent que l'enfant nourri seulement de lait n'a que les apparences de la force et de la santé; qu'il est beau, gras et blanc, mais mou. Le lait puisé à la mamelle est la nourriture normale de l'enfant. Si de bonne heure on lui en donne une autre, il s'en accommode tant qu'il ne souffre pas; mais à la moindre souffrance, il refuse tout aliment et ne veut plus prendre que le sein.

Il est impossible de fixer l'époque à laquelle on peut commencer à donner des soupes. Elle varie suivant les climats, les saisons et les individus. C'est un essai à faire. Si l'enfant s'en trouve mal, on s'arrête pour reprendre un peu plus tard. Il faut éviter de faire cette tentative pendant les grandes chaleurs, et pendant que l'enfant travaille à sa dentition. Entre chaque période d'éruption des dents il y a des temps de repos dont il faut profiter.

Les premiers aliments solides doivent être maigres. Le philosophe anglais Locke interdit l'usage de la viande jusqu'à l'âge de trois ans, et l'on connait l'opinion de Rousseau sur la nourriture animale. Sans aller aussi loin, je suis d'avis qu'il ne faut donner de la viande que le plus tard possible aux enfants, et commencer par une chair facile à digérer comme celle du poulet.

Quant aux gâteaux, sucreries et confitures, il faut les proscrire absolument. Alors même qu'ils seront interdits, et que la famille s'abstiendra d'en donner à l'enfant, il trouvera encore trop souvent l'occasion d'en manger. Locke, dans son livre, lance un vigoureux anathême contre les confitures. Il n'est pas aisé de dire, s'écrie-t-il, qui elles incommodent le plus, de la personne qui les fait ou de celle qui les mange.

L'alimentation de l'enfant doit être subordonnée à l'état de ses fonctions digestives. D'une manière générale, on peut dire que l'allaitement prolongé est sans inconvénients, tandis qu'un régime trop substantiel amène très-souvent des accidents immédiats ou consécutifs, c'est-à-dire des troubles dans la digestion, ou bien une nutrition vicieuse ayant pour conséquence une altération de l'organisme et particulièrement du tissu osseux. Je reviendrai sur cette question en parlant du rachitisme.

### De l'allaitement par un animal.

Lorsque la mère ne peut allaiter et qu'on ne trouve point de bonne nourrice, il faut recourir à l'allaitement artificiel (au biberon ou à la cuiller), ou bien faire nourrir l'enfant par un animal. Ce dernier moyen est préférable, et les familles qui habitent la campagne ne doivent pas hésiter à l'employer. En ville, à moins de conditions spéciales, il présente de

randes difficultés , et je conçois que le biberon ait
les partisans. Mais on ne doit pas oublier qu'une des
qualités essentielles du lait pris à la mamelle c'est
l'être un liquide vivant.

Le biberon ne contient qu'un liquide mort ; et c'est
en vain qu'on essaie de lui rendre au moins sa température naturelle ; ses propriétés sont altérées.

C'est pourquoi il est plus profitable pour l'enfant de
teter une chèvre que de boire du lait de vache ou
d'ânesse, bien que ce dernier se rapproche davantage
des qualités du lait de femme. La chèvre est l'animal
que l'on prend de préférence , à cause du volume de
ses mamelons, proportionnés à la bouche de l'enfant,
et en raison de sa docilité facile à obtenir. On couche
l'enfant sur un coussin et on le présente à la mamelle,
en ayant soin d'immobiliser l'animal le plus possible.
Contrairement à l'opinion de quelques personnes, je
pense que les chèvres à cornes doivent être préférées ;
on les maintient plus facilement. Du reste, en très-
peu de temps la chèvre s'habitue à son rôle et vient
elle-même offrir ses mamelles. Pendant que l'enfant
tette on occupe l'animal en lui faisant manger quelque friandise.

S'il est vrai que le lait des chèvres blanches est
presque sans odeur , je dois dire que cette condition
est peu importante. En général, l'enfant ne paraît pas
s'en préoccuper beaucoup. Il faut s'attacher seulement
à choisir une chèvre assez jeune, et qui cependant ne
soit pas à sa première portée, car on ne pourrait sa-

voir si son lait sera suffisamment abondant. Il faut
aussi qu'elle ait mit bas récemment. De cette façon,
on est sûr qu'elle fournira du lait assez longtemps, et
de plus qu'elle n'éprouvera pas trop tôt le besoin d'un
nouvel hymen. Cette dernière condition est très-importante; car, aussitôt que les ardeurs génésiques
apparaissent, le lait devient mauvais. Je me souviens
d'avoir vu un enfant, qui tetait une chèvre et s'en
trouvait fort bien, être pris tout à coup d'horribles
convulsions. J'en soupçonnai la cause; et la chèvre
ayant été examinée, on reconnut qu'elle était en chaleur. L'enfant cessa de prendre son lait, et les convulsions ne se renouvelèrent pas. En résumé, l'allaitement
par une chèvre donne de bons résultats; et moi-même
je serais ingrat si je n'en faisais point l'éloge. Je reconnais pourtant qu'il est souvent difficile de recourir
à ce moyen.

### De l'allaitement artificiel.

Si l'on peut sans grands inconvénients élever, faute
de mieux, l'enfant au biberon ou à la cuiller, lorsque
sa mère ou sa nourrice est tout à coup dépourvue de
lait, il faut reconnaître que cette méthode employée
dès la naissance est déplorable et a fait d'innombrables victimes. Si elle est mauvaise dans les pays froids,
elle l'est bien plus encore dans les pays chauds.

Je ne décrirai point les diverses formes de biberons.

Elles sont connues de tout le monde. Je rappellera
seulement aux mères qui seront obligées de recourir
à ce détestable moyen que la propreté la plus rigoureuse est nécessaire. Le mamelon artificiel qui termine le biberon doit être lavé plusieurs fois par jour en
hiver; et, en été, il doit être mis dans l'eau chaque fois
que l'enfant s'en est servi ; sinon le lait dont il est
mouillé s'aigrit. Le lait doit être récent, tiède, et il
ne faut pas qu'il ait bouilli. En général, c'est la vache
qui le fournit, et comme il est trop consistant, on doit
le couper avec de l'eau d'orge, de gruau ou de pain.
Le lait d'ânesse est préférable; mais il est moins facile
de se le procurer. Je ne reprocherai pas au lait de vache de rendre les enfants lents et mous. L'allaitement
artificiel présente assez d'autres inconvénients pour
qu'il soit inutile de lui reprocher celui-là, qui, du
reste, ne me semble pas suffisamment prouvé.

En somme, le meilleur lait est celui de la mère, ou,
à son défaut, d'une nourrice; puis celui de la chèvre,
pris par l'enfant à la mamelle de l'animal; le biberon
n'est admissible que comme adjuvant, comme moyen
accessoire.

Je dois ajouter encore un mot à la louange de la
chèvre. Dans certains cas, l'enfant a besoin d'être soumis à une médicamentation énergique. Il n'est pas
toujours possible de lui faire absorber directement les
remèdes. On les lui administre par l'intermédiaire du
lait qu'il tette. Mais pour que celui-ci devienne médicamenteux, il faut que la mère, ou la nourrice, se

soumette à un traitement approprié. Si la mère ne peut le supporter, ou si la nourrice ne veut pas s'y soumettre, la chèvre s'en accommode fort bien, et elle sert d'intermédiaire entre le médicament et l'enfant, qui trouve celui-ci dans le lait, et peut dès-lors le supporter ainsi administré.

Lorsque le lait de la mère ou de la nourrice; est mauvais, il faut, le plus tôt possible, donner à l'enfant un autre sein.

Il est rare que le nourrisson refuse de prendre la mamelle d'une autre nourrice. Aussitôt qu'il a bien faim, ses scrupules cessent, et il ne tarde pas à s'habituer à ce nouveau lait. Si pourtant il refuse de teter, reste alors la ressource du biberon. Quelque graves reproches qu'on puisse faire à ce dernier, il est préférable à une mauvaise nourrice. A la campagne on peut avoir à sa disposition une vache bien portante. En ville, surtout dans le Nord, il faut se défier des vaches phthisiques; elles sont nombreuses dans les étables des grandes villes.

# CHAPITRE V.

—

## Du sommeil et de l'exercice.

L'enfant s'endort presque aussitôt après sa naissance, et dans les premiers mois, il ne fait guère que teter et dormir. Le monde extérieur n'est rien encore pour lui. Indifférent à tout ce qui l'entoure, il partage son temps entre son berceau et la mamelle. La sensation de la faim le réveille, et le travail de la digestion ramène le sommeil. Et comme, dans les premiers temps', celle-ci est très-rapide, il est rare que l'enfant ait des sommeils très-prolongés. S'il est confié à une nourrice, et qu'on le voie dormir très-longtemps, il faut examiner si elle possède une suffisante quantité de lait. En effet, l'enfant qui ne se rassasie pas commence par crier; mais si l'insuffisance de la nourriture ne cesse pas, peu à peu il tombe dans une sorte de torpeur. En dehors de cette circonstance, dont il faut se préoccuper, il n'y a pas lieu de s'effrayer si le sommeil est un peu long, et il ne convient pas de réveiller l'enfant sous prétexte qu'il doit avoir faim. Il faut le laisser dormir à discrétion.

Si, en dehors de l'état de maladie, il y a peu d'enfants qui dorment trop, il en est au contraire beaucoup qui s'endorment difficilement, et dont les sommeils sont très-courts. Il faut bien se garder, dans ce cas, de recourir aux médicaments narcotiques dont on abusait en Angleterre à tel point que les nourrices mal surveillées en avaient toujours une provision pour assurer la tranquillité de leurs nuits. Si l'enfant a quelques coliques, ou si quelque excitation, soit physique, soit morale, de la nourrice a réagi sur lui, un peu de tilleul, un peu d'eau de fleurs d'oranger, suffisent pour le calmer, et peuvent lui être donnés sans danger.

Assez ordinairement, l'enfant s'endort en tetant, et on le porte endormi dans son berceau. Si le sommeil vient un peu plus difficilement, on le provoque par un chant doux et monotone, et enfin on peut bercer légèrement l'enfant, ou combiner les deux moyens. Je sais bien tout ce que l'on a écrit contre l'action de bercer. Elle amène, a-t-on dit, un assoupissement par congestion cérébrale; et l'on a cité des cas de mort. Mais si l'abus est pernicieux, est-ce une raison pour condamner l'usage modéré? Parce qu'on rencontre des ivrognes, a-t-on le droit de déclarer que le vin est un poison? Lorsque l'enfant s'est endormi sur les genoux, sur les bras, ou dans son berceau, mais incomplètement, quelques mouvements doux de balancement rendent le sommeil complet, et je ne crois pas qu'on puisse trouver le moindre inconvénient à cette façon d'agir. Le seul qu'elle pourrait présenter, c'est de donner à l'enfant une mauvaise habitude. Cela est vrai, j'en conviens; mais puisqu'il faut veiller sur l'enfant jusqu'à ce qu'il soit endormi, peu importe la manière dont on lui donne le sommeil, pourvu qu'elle soit sans danger; et dès-lors, surtout au milieu de la nuit, n'est-il pas naturel que le moyen le plus prompt soit adopté de préférence?

J'ai vu souvent, chez de pauvres gens, un petit berceau à côté d'un grand lit. De ce lit, la mère malade, ou un enfant, à l'aide d'une corde, balançait le berceau d'un nouveau-né. Bientôt les oscillations devenaient énormes, dangereuses, capables de causer une congestion cérébrale. Mais la main d'une mère ou d'une nourrice attentive imprimant au berceau un doux balancement, n'a jamais été nuisible.

Quand à l'habitude, on pourra toujours parvenir à la faire cesser quand on voudra. Chacun a pu observer, d'ailleurs, que dans la même journée, les enfants s'endorment tantôt spontanément, tantôt après avoir été bercés.

La coutume de bercer est très-générale, et pourtant il arrive pour tous les enfants un moment où l'on remplace leur berceau par un lit dans lequel il faut bien qu'ils s'endorment sans balancement. Entend-on

dire que ce changement présente beaucoup de diffi
cultés? Et ne voit-on pas des enfants , après avoir été
bercés pendant deux ans, s'endormir plus tard sur leu
chaise? Reconnaissons donc qu'en voulant réagir con
tre un abus, on a été trop loin en condamnant un usage
qui rend service aux mères, et quelquefois aux pères.

L'enfant doit être couché de telle façon que la lu
mière ne lui arrive jamais obliquement. Le berceau
quelle que soit sa forme, doit être assez rapproché du
lit de la mère pour qu'elle puisse facilement y replacer
l'enfant après l'avoir fait teter. Il faut éviter de l'en
tourer de rideaux épais ou fermant exactement
parce qu'ils entretiennent une température trop élevée
autour de l'enfant et l'exposent à s'enrhumer lors
qu'on le découvre.

La plume ne vaut rien pour le coucher de l'enfant.
Le varech, la paille d'avoine, les feuilles de fougère
valent mieux ; mais je leur préfère la paille de maïs
telle qu'on l'emploie dans le Midi , c'est-à-dire fine
ment coupée. Elle constitue un coucher à la fois sou
ple et résistant , facile à rétablir quand le poids du
corps l'a écrasé, séchant rapidement, et s'imprégnant
peu d'urine. On en garnit la paillasse et l'oreiller.
Quant aux couvertures , elles seront de laine ou de
coton, suivant la saison, et toujours séparées du corps
par un drap. Il faut éviter de trop couvrir l'enfant.
Dans les premiers mois, il couche vêtu à peu près
comme pendant le jour; mais plus tard, il convient de
ne lui laisser que les vêtements nécessaires pour

n'avoir point froid. Sa tête doit, le plus tôt possible,
être laissée nue, et il faut avoir soin de lui enlever ses
souliers. Cette dernière recommandation est inutile
pour les mères ; mais les nourrices, bien souvent, se
dispensent de ce soin. En été, les enfants transpirent
beaucoup pendant le sommeil ; il faut alors ne leur
laisser qu'une chemise. Au réveil, on la change rapidement, et l'enfant ne risque pas de s'enrhumer. Il
est utile également de sécher les cheveux qui sont
baignés de sueur.

Lorsque le premier berceau devient insuffisant,
l'enfant ayant grandi, si on le remplace par un berceau beaucoup plus grand ou par un lit, il est nécessaire, pendant l'hiver, d'éviter que la nouvelle cou-
chette ne soit plus proportionnée au corps de l'enfant,
et qu'il n'ait froid faute de pouvoir échauffer son lit.
Il est facile, dans ce cas, de faire un petit coucher
dans le grand en repliant les couvertures, et de limi-
ter ainsi l'espace destiné à l'enfant.

Dans les premiers mois, le sommeil de l'enfant est
assez irrégulier, mais bientôt il s'endort et se réveille
à des heures à peu près fixes, en dehors des cas où une
souffrance quelconque ramène l'irrégularité primitive. Aussitôt que le sommeil tend ainsi à se régler, il
faut favoriser cette tendance, et, quand l'heure est ve-
nue, endormir l'enfant, s'il ne s'endort pas spontanément. Il est important de lui faire prendre cette habitude. De cette façon on peut, aux bonnes heures, le
faire sortir tous les jours, si le temps le permet.

Comme l'enfant s'endort après avoir teté, et qu'il rend souvent, quelques instants après, une gorgée de lait, il est bon de le placer dans son berceau, la tête inclinée, tantôt d'un côté, tantôt de l'autre, afin que, s'il vomit, le lait s'écoule facilement. Dans les premiers temps il conserve la position qu'on lui a donnée ; mais, au bout de quelques semaines, il change plusieurs fois d'attitude pendant son sommeil ; il se met en général sur le dos, et sort les bras hors du lit. Beaucoup de mères n'ont rien de plus pressé que de replacer les bras sous la couverture. Cette précaution est inutile ; il vaut mieux le laisser s'habituer à dormir dans cette attitude.

Enfin, je dois rappeler aux mères le terrible danger auquel elles exposent l'enfant en le couchant dans leur lit. Elles peuvent l'étouffer pendant leur sommeil, et des exemples nombreux prouvent qu'il faut empêcher les nourrices de prendre cette mauvaise habitude, à laquelle elles ont toutes une fâcheuse tendance.

Le plus grand silence est observé généralement autour d'un enfant endormi ; c'est un tort. Il convient, au contraire, de l'habituer à dormir au milieu du bruit, et c'est un résultat qu'on obtient très facilement. Il faut éviter seulement les bruits violents et subits qui pourraient le réveiller en sursaut. Un réveil trop brusque est dangereux.

La chambre où l'enfant dort ne doit pas être trop chaude. Si elle est bien exposée, on peut, le plus souvent, se dispenser d'y allumer du feu. Le premier rhume de cerveau provient toujours du passage d'une chambre trop chaude dans un autre appartement. Cependant la nuit, en hiver, il est utile de chauffer un peu la chambre, afin de pouvoir changer les langes sans danger de rhume.

Dans les premiers jours qui suivent la naissance, l'enfant est très sensible au froid, et en hiver on ne saurait prendre trop de précautions. Un simple rhume de cerveau peut compromettre sa vie en l'empêchant de teter. Heureusement la présence du nouveau-né n'est pas nécessaire pour la déclaration à l'état civil, lorsque le médecin certifie qu'il y aurait danger à l'y porter.

Quant au baptême, on peut choisir un jour où la température soit douce ; sinon, comme dit Mauriceau, — en procurant à l'enfant la vie spirituelle, on lui fait quelquefois perdre la corporelle. — Malgré la précaution de choisir un jour de beau temps et de faire tiédir l'eau, il est rare que le nouveau-né revienne de l'église sans un rhume de cerveau.

On doit faire sortir l'enfant le plus souvent possible. L'air et le soleil donnent à sa peau une teinte vermeille, en activant la circulation du sang. Le froid sec n'est dangereux que s'il est excessif. On couvre avec soin, mais sans excès, la poitrine et le ventre, et l'on évite les courants d'air.

La tête doit être assez couverte pendant les premières semaines, mais ensuite il faut la couvrir de moins en moins, et une seule enveloppe est nécessaire. Il est inutile, surtout si l'enfant a des cheveux, de mettre un bonnet sous son chapeau. Qculle que soit, du reste, la forme de celui-ci, il doit toujours être un peu large, afin que la tête puisse prendre son développement.

En été, les jambes et la tête peuvent rester nues, excepté sous les rayons du soleil; mais en hiver, je n'ai jamais pu voir sans pitié ces pauvres enfants dont les jambes découvertes prennent par le froid une teinte violacée. Si nous étions destinés à vivre ainsi toujours, il serait bon de nous y habituer dès l'enfance; mais puisqu'il n'en est point ainsi, cette méthode n'a aucune raison d'être.

Lorsque l'enfant commence à s'agiter et à marcher, ces mouvements le rendent moins sensible au froid, et il peut rester plus longtemps au grand air. Vers le quatrième mois on le chausse. Ses petits souliers doivent toujours être larges. Plus tard il sera libre de s'infliger le martyre des chaussures trop étroites ; mais tant que ses parents sont chargés du soin de le vêtir, ils doivent veiller au libre développement de ses pieds.

L'époque où l'enfant commence à s'appuyer sur ses jambes, et à remplacer par un exercice actif les mouvements que les bras maternels lui impriment, est variable suivant les individus. En général, vers le huitième ou neuvième mois, les membres inférieurs peuvent soutenir le poids du corps. Si l'enfant est bien nourri et en bonne santé, on peut le laisser s'abandonner à son instinct, sans craindre que ses os ne se

ourbent. Il n'en est pas de même s'il est mal nourri
t si on remarque de la tendance au rachitisme. Je
eviendrai plus loin sur ce sujet.

Lorsque l'enfant veut marcher, ses premiers essais
ont infructueux ; car nous sommes en cela, comme
n bien d'autres choses, inférieurs aux autres ani-
aux de la création. Par quel moyen convient-il de
aider ? On a conseillé de le placer sur un tapis et de
e laisser faire. En théorie, rien de mieux ; en prati-
ue il en est autrement. Au bout d'un moment l'en-
ant tombe sur le ventre ou sur le dos et crie jusqu'à
e qu'on l'ait relevé. On le remet sur son séant ; mais
e n'est point là ce qu'il veut : il faut bien en venir à
e mettre debout et à le soutenir. Pour cela, on s'est
ongtemps servi de lisières, mauvais moyen qui com-
rime la poitrine, soulève les épaules, laisse l'enfant
rendre la mauvaise habitude de s'incliner en avant,
t, en somme, lui apprend mal à marcher. La li-
ière a, du reste, passé de mode.

Il est un moyen de sustentation blâmé par beaucoup d'auteurs, qui ne me paraît pas devoir être re-
eté : c'est le chariot. Je ne suis point partisan du
chariot à roulettes, que je reconnais nuisible ; mais
e panier d'osier, arrondi, assez large par la base pour
ne pouvoir jamais se renverser, et proportionné en
hauteur à la taille de l'enfant, me paraît utile et sans
danger. Il est assez léger pour que la marche soit possible, et assez lourd pour nécessiter un certain dé-
ploiement de force musculaire très-favorable au développement des jambes.

On y met d'abord l'enfant pendant quelques instants seulement, pour ne le point fatiguer ; bientôt il peut y rester plus longtemps, et quand il est las, il sait très-bien le faire comprendre. On se rend facilement compte de ses progrès par la rapidité de ses pas et la manière dont il triomphe des obstacles qu'il rencontre. Enfin, quand on le voit assez solide sur ses jambes, on le fait marcher sans soutien, en ayant soin de ne le point laisser tomber, car une chute le découragerait.

Il est bon alors de garantir la tête en la coiffant d'un *bourrelet*. Celui-ci doit être aussi léger que possible, mais assez résistant pour préserver la tête d'une contusion, et assez saillant pour que, dans une chute en avant, le nez ne porte pas. Comme toutes les bonnes choses, le bourrelet a eu des détracteurs. On a prétendu que l'enfant à qui l'on n'en met pas prend plus de précautions et s'exerce à ne pas tomber. C'est supposer un raisonnement bien avancé et bien complexe pour cet âge. Et d'ailleurs, quelques précautions qu'il sache prendre, l'enfant tombe bien des fois dans ses premiers essais ; or chacun sait combien il importe qu'il ne se blesse pas dans ses premières chutes. Un enfant qui se fait mal en tombant reste quelquefois plus d'un mois sans essayer de marcher de nouveau.

# CHAPITRE VI.

— ·

## Des lavages, des bains et autres soins de propreté.

J'ai indiqué déjà comment l'enfant doit être lavé au moment de sa naissance. Un seul lavage ne suffit pas en général pour le débarrasser de la matière grasse dont sa peau est couverte. Il faut donc continuer les jours suivants. On met l'enfant dans un bain, ou bien on se contente de le laver avec une éponge. Le bain est préférable, parce qu'il fait disparaître les rougeurs du pourtour de l'anus et des fesses que le contact de l'urine occasionne chez presque tous les enfants, surtout chez ceux qui ne s'éveillent pas lorsqu'ils urinent, et qui dorment mouillés.

En hiver ces bains seront donnés de temps en temps, suivant l'état de santé de l'enfant; en été, presque tous les jours. Plus ils sont fréquents, plus ils doivent

9

être courts. A moins d'indications spéciales, le maximum de leur durée doit être au plus de dix minutes à un quart d'heure.

Quelle doit être la température de ces bains? Cette question a soulevé bien des discussions. Locke et J.-J. Rousseau préconisent l'eau froide. Underwood, médecin anglais, témoin des inconvénients du bain froid employé sans discernement, conseillait l'eau tiède. Locke et J.-J. Rousseau, eux-mêmes, conviennent qu'on ne peut commencer d'emblée par les bains froids et qu'il faut y arriver peu à peu. Si ces bains peuvent réussir à quelques enfants faibles dont l'organisme a besoin d'une violente excitation, il faut reconnaître que la plupart se trouvent mieux des bains tièdes, car chez eux les fonctions de la peau ont rarement besoin d'être excitées. Si l'immersion dans l'eau froide est reconnue nécessaire, elle devra être instantanée, et l'enfant sera immédiatement enveloppé de laine, séché et frictionné. Si la réaction n'a pas lieu, si l'enfant reste froid et engourdi, il faut renoncer à cette pratique. On l'abandonnera également si l'enfant est trop vivement impressionné, et paraît près d'être pris de convulsions. Mais qu'ai-je besoin de faire cette recommandation? Je sais bien qu'aucune mère ne persistera dans des conditions pareilles.

En supposant même que l'enfant s'y soit habitué, le premier rhume, en faisant cesser momentanément les bains, rompra cette habitude, et ce sera à recommencer.

Ainsi donc le bain froid ne peut être conseillé comme pratique générale ; et c'est moins à cause des dangers qu'il peut avoir, qu'en raison de son peu d'utilité. L'eau dans laquelle on baigne l'enfant doit être tiède. Un bain trop chaud amène une excitation trop vive suivie de fatigue, et, de plus, il expose aux rhumes.

Si l'immersion dans l'eau froide est rarement utile, les lavages quotidiens doivent être faits avec de l'eau presque froide que l'on rend légèrement astringente à l'aide de quelques gouttes d'eau de Cologne. On lave tout le corps de l'enfant avec une éponge fine, et on l'essuie rapidement.

Dans la journée, toutes les fois qu'il se salit, il doit être lavé et non pas seulement essuyé. Si la peau fonctionne mal et qu'il soit nécessaire d'amener une réaction un peu énergique, l'eau doit être tout à fait froide; mais alors le lavage sera très-rapide, et suivi d'une friction un peu plus forte que de coutume. L'eau ne doit être légèrement tiédie qu'en hiver. Aussitôt que les temps froids sont passés il faut se servir d'eau fraîche et continuer à l'employer désormais.

Presque tous les enfants, surtout ceux qui sont gras, ont d'abord des rougeurs, puis des gerçures, des excoriations, dans tous les points où la peau fait un pli, aux fesses, aux cuisses, derrière les oreilles, au cou, aux aisselles. Pour y remédier, on lave doucement ces parties, et puis on se sert de la poudre de lycopode, de vieux ois, d'amidon, ou de riz sans parfum. La poudre de lycopode a l'avantage de mieux isoler la peau. Les liquides glissent sur elle sans la mouiller.

Si ces moyens ne suffisent pas, il faut séparer l'une de l'autre les parties en contact à l'aide d'un linge fin enduit de cérat. Au cou, on obtient assez facilement ce résultat, à l'aide d'un collier assez volumineux formé de morceaux d'ambre ou plus simplement de racine d'iris. Chez les enfants d'une mauvaise constitution, ces gerçures de la peau s'agrandissent quelquefois, et forment des ulcérations plus ou moins profondes, quelquefois difficiles à guérir, qui nécessitent une médication énergique.

La tête réclame des soins spéciaux. En général, il vaut mieux la frictionner doucement avec la main ou un linge et puis avec une brosse fine, que de la mouiller. Ce moyen suffit pour détacher les petites croûtes qui s'y forment. Si elles sont assez adhérentes pour ne pouvoir être enlevées ainsi, un peu d'huile d'amandes douces les ramollira, et le lendemain elles tomberont, ou bien un lavage à l'eau tiède les emportera. Ce lavage est nécessaire chez les enfants dont la tête a de la tendance à se recouvrir constamment de croûtes épaisses qui nuisent aux fonctions du cuir chevelu, et à la sécrétion des cheveux. Il faut bien se garder d'enlever ces croûtes en les grattant avec les ongles, et en les arrachant. Cette manœuvre irrite le cuir chevelu et y détermine des ulcérations ; une nouvelle croûte se forme et sous elle on trouve du pus.

Lorsque la toilette de l'enfant est achevée, il ne faut y ajouter aucun parfum. La poudre d'iris seule peut être permise. Elle suffit pour ôter à l'enfant cette odeur de lait aigre qui est réellement désagréable.

# CHAPITRE VII.

—

## Du sevrage,

Trois causes font varier l'époque du sevrage : les climats, les saisons, la dentition.

Dans les pays froids, les enfants sont sevrés de bonne heure. Dans le midi, les dangers de l'été font souvent reculer cette époque, et nous laissons plus longtemps les enfants à la nourriture mixte, c'est-à-dire au lait uni à de légers aliments (1).

C'est surtout la dentition qui doit guider les familles. Sevrer un enfant qui n'a que quelques dents est une imprudence. Lorsqu'une nouvelle période d'érup-

---

(1) Graves, de Dublin, dit, dans ses leçons de clinique médicale, tome Ier : « Quelques médecins conseillent d'allaiter les enfants pendant un an ou même dix-huit mois, c'est une pratique nuisible et contre nature. Tous les enfants doivent être sevrés à l'âge de neuf mois. »

Ce conseil peut être bon à suivre en Irlande, mais il serait pernicieux en Provence.

tion arrivera, il faudra revenir au lait , car ce n'est pas sans danger qu'il prendrait alors une nourriture trop substantielle. C'est en ce moment que le rachitisme est à craindre, S'il y a plus de rachitiques dans le nord que dans le midi , le sevrage prématuré en est la principale cause.

Le sevrage tardif n'a aucun inconvénient, si l'enfant, pendant qu'il tette encore, prend une nourriture plus substantielle. Quant à la difficulté que l'on éprouve à le séparer de sa nourrice , alors que son intelligence est déjà développée et qu'il la connait mieux , elle n'est vraiment pas sérieuse. Ainsi je suis partisan de l'allaitement prolongé. Lorsque , aux approches de l'été, l'enfant n'a pas au moins douze dents, il faut se résigner à garder la nourrice ; et si la dentition est difficile , il ne faut pas sevrer avant que les canines soient sorties. Si les parents , et aussi les médecins , étaient mieux convaincus de l'utilité de cette conduite prudente , nous n'aurions pas à déplorer chaque année une effroyable mortalité chez les enfants à l'époque des grandes chaleurs.

Si la saison est favorable , on peut assez souvent sevrer entre l'apparition des quatre premières molaires et celles des canines. Mais , dans tous les cas, il faut profiter de la période de repos qui sépare les deux poussées, et éviter de faire coïncider le sevrage avec le travail d'éruption.

Chez un assez grand nombre d'enfants l'intervalle de repos entre la sortie des différents groupes de dents est très-court, et quelquefois nul. Ainsi, après l'éruption des premières molaires le gonflement des gencives recommence aussitôt pour les canines ; et comme le travail de ces dernières est le plus douloureux , on est forcé d'attendre une époque plus favorable pour le sevrage , c'est-à-dire de le retarder jusqu'à ce que les canines aient percé la gencive.

Le sevrage ne doit jamais être brusque ; il faut progressivement diminuer la quantité de lait que l'enfant puise au sein de sa nourrice , et augmenter les autres aliments. Si la transition est trop rapide , on expose l'enfant à une inflammation d'intestin et au rachitisme.

Si une cause inattendue force à ôter l'enfant du sein , il faut le nourrir avec du lait pendant un certain temps, jusqu'à ce que le moment favorable soit venu de le sevrer tout à fait.

On a conseillé de commencer par refuser le sein à l'enfant pendant la nuit. Au premier abord cette méthode semble rationnelle. Mais en y regardant de plus près , on peut se convaincre qu'elle présente des difficultés. Le sentiment de la faim se renouvelle en effet assez souvent chez l'enfant. Si donc tout à coup il ne tette plus pendant la nuit, il faudra remplacer ce repas lacté par une autre nourriture, ce qui est assez embarrassant. De plus , comme il ne se laisse pas séparer ainsi du sein accoutumé sans protester vivement, il crie, pleure et reste éveillé, ce qui est fâcheux pour lui et aussi pour son entourage. Au contraire, pendant le jour, s'il demande le sein, il est plus facile de le distraire en lui présentant autre chose. Lorsqu'il sera habitué à se voir refuser le sein pendant la journée, il s'étonnera moins de ce refus pendant la nuit, et ne tardera pas à en prendre son parti. S'il a une nourrice, on le sevrera la nuit en le faisant coucher dans une autre chambre qu'elle; et enfin s'il s'obstine à vouloir prendre le sein on l'en dégoûtera en enduisant le mamelon d'une substance très-amère, comme une solution d'aloès, ou un peu de poudre de gentiane.

Le sevrage progressif est non seulement indispensable pour la santé de l'enfant, mais encore fort utile à la mère, parce que le lait diminue dans les seins à mesure que l'enfant tette moins; et lorsqu'il cesse de teter la sécrétion lactée s'éteint sans peine en peu de temps, sans qu'il soit nécessaire d'employer une médication quelconque. Quelques boissons délayantes, un régime léger et rafraîchissant suffisent en général, sans qu'il soit utile de recourir aux purgatifs dont on abuse trop souvent en pareil cas.

Si la mère a le malheur de perdre son enfant pendant le cours de l'allaitement, elle ne doit pas chercher à supprimer tout d'un coup la sécrétion du lait dans ses mamelles; il faut au contraire l'entretenir pendant quelque temps à l'aide de la succion, et ne la faire tarir que peu à peu. On ne doit recourir aux purgatifs que si, malgré ces précautions, les seins viennent à s'engorger. Si c'est pendant l'hiver, il est important de les préserver du froid.

C'est une opinion malheureusement trop répandue qu'un enfant sevré peut manger de tout ce qui constitue la nourriture de ses parents. Un régime assez sévère doit être suivi. Les viandes salées ou fumées, la charcuterie, tous les mets fortement épicés sont nuisibles. L'enfant a besoin de manger souvent, mais chaque repas doit être léger, et dans leur intervalle il ne doit rien prendre. Telle est la règle à suivre, règle trop souvent enfreinte au bénéfice des marchands de gâteaux et de bonbons, dispensateurs des indigestions et autres maladies du tube digestif auxquelles presque tous les enfants paient leur tribut.

# SECTION II.

## HYGIÈNE DE LA SECONDE ENFANCE.

### CHAPITRE PREMIER

#### Considérations générales.

Si la première période de l'enfance est assez nettement limitée par l'époque du sevrage, il n'en est pas
de même de la seconde. Suivant la rapidité de notre
accroissement, nous restons plus ou moins longtemps
astreints à des règles hygiéniques spéciales, et l'adolescence est une époque de la vie dont la délimitation
est forcément assez vague. Il a bien fallu pourtant
fixer une limite, au point de vue médical comme au
point de vue de la loi. L'administration des hôpitaux
de Paris place les enfants malades dans des établisse-

ments spéciaux jusqu'à l'àge de quinze ans, et cette
mesure est excellente. Il est à regretter qu'elle ne soit
pas suivie partout, et que dans un grand nombre de
villes on voie des enfants de tout âge confondus dans
les salles avec les adultes. La morale et l'hygiène en
souffrent.

Cette époque indécise, où les organes se perfec-
tionnent, où le corps achève son développement, est
pleine de dangers, et la surveillance maternelle est
plus que jamais nécessaire. Si les garçons entrent,
pour la plupart, dans un collège, où ils sont soumis
à une hygiène commune, en général assez bonne, si
bien que la mère est déchargée d'une grande partie
de sa responsabilité, il n'en est pas de même des
filles. Beaucoup d'entre elles sont élevées dans la famille; si elles sont mises en pension, leur mère n'en
est pas moins tenue à exercer une surveillance attentive, et elle ne peut être remplacée par personne
dans cette fonction difficile. En bonne règle, la mère
doit veiller sur l'état moral et physique de sa fille jusqu'au moment où, par le mariage, elle échappe à
son autorité. C'est pourquoi je donnerai place dans ce
livre à des conseils concernant un âge qui réclame,
autant que l'enfance, des soins attentifs et délicats.

Je suis médecin et non moraliste, et si les philosophes, ceux qui ont édifié des systèmes d'éducation,
ont empiété sur le domaine de la médecine, je me
garderai bien de leur rendre la pareille. Le développement du corps doit seul m'occuper. Pour le reste,

chacun est libre de suivre la méthode qu'il préfère, et il ne m'appartient pas de décider quelle est la meilleure. Je dirai seulement qu'à tous les points de vue les systèmes exclusifs ont le défaut capital de s'adresser à un être idéal, et que si, abandonnant ces hauteurs philosophiques, on descend aux réalités de la pratique, on se trouve forcé d'apporter au système des modifications rendues nécessaires par l'organisation de chaque individu. Il est des corps foncièrement robustes, et des corps chétifs, quoique vous fassiez, et vous ne pourrez parvenir à les diriger tous d'une façon identique.

*Je ne me chargerais pas*, dit Rousseau, *d'un enfant maladif et cacochyme, dût-il vivre quatre-vingts ans*. Sans doute, un tel sujet ne peut être choisi lorsqu'on se propose de tracer une éducation modèle. Mais, de l'enfant robuste à l'enfant cacochyme, il y a des degrés dont il faut tenir compte.

Locke et Rousseau, pour édifier leurs systèmes, ont pris pour point de départ des axiomes dont la justesse est quelquefois contestable. *Un corps débile*, a dit Rousseau, *affaiblit l'âme*. Rien ne me paraît moins exact. Combien de corps débiles servent d'enveloppe à des âmes fortement trempées. Et, chez les enfants, ceux qui sont d'une constitution faible, ne brillent-ils pas souvent par leur intelligence?

Locke part de ce principe que *les gens de qualité devraient traiter leurs enfants comme les bons paysans traitent les leurs*. Voilà un axiome qui, au premier abord , paraît bon en soi ; et il a été depuis répété bien souvent.

Cependant, en y regardant de plus près, il me semble attaquable sur plusieurs points. D'abord , on ne peut, dans les villes, élever les enfants comme à la campagne; première difficulté. En second lieu , en admettant que l'enfant vive à la campagne, l'hygiène du petit paysan doit-elle être suivie sans modifications? Vous supprimez ainsi tous les soins de propreté ; ou, si vous admettez qu'ils sont nécessaires, vous êtes en contradiction avec vous-même , et vous donnez un démenti à l'axiome par lequel vous avez débuté.

Je partage l'admiration de tout le monde pour ces plans d'éducation tracés par des hommes de génie ; mais je suis forcé de reconnaître qu'il est toujours difficile et souvent impossible de les suivre.

Si je suis revenu sur cette question des éducations modèles, dont j'ai déjà dit quelques mots, c'est qu'elle intéresse plus directement la seconde enfance que la première. C'est là une source inépuisable de réflexions; mais je suis contraint de m'arrêter. Simple praticien, je suivrai les sentiers battus , et ne donnerai ici que quelques conseils d'hygiène absolument nécessaires et d'une facile application.

# CHAPITRE II

—

## Des aliments.

J'ai abordé, à propos du sevrage, la question des aliments ; je la reprends où je l'ai quittée.

J'ai dit que les repas devaient être fréquents. Il faut que l'enfant mange au moins quatre fois par jour. L'intervalle qui sépare ces repas doit être, autant que possible, toujours le même, de façon à ce que chaque fois l'enfant mange avec appétit et non par gourmandise. S'il se met à table avec la famille, il faut bien plus souvent le retenir que l'exciter à manger. Il désire tout ce qu'il voit et mange par imitation. Quand il est malade, à l'heure où la famille prend son repas, il crie qu'il a faim, et il faut souvent beaucoup de fermeté pour se défendre contre l'éloquence de ses prières dont l'accent de vérité peut faire croire à un besoin réel de nourriture.

Si l'on prend la précaution de résister à ses deman-

des lorsqu'il veut manger trop, l'enfant peut s'asseoir à
la table commune, pourvu que les repas aient lieu à des
heures convenables. Je dis cela particulièrement pour
les Marseillais. Chez eux, dans la plupart des familles,
le repas du soir a lieu à une heure si tardive, que les
enfants s'endorment avant de se mettre à table, ou
aussitôt qu'ils y sont assis. Il convient dans ce cas de
les faire manger à part. Du reste, on peut les coucher
immédiatement après sans inconvénient pour leur digestion. Quant à la nature des aliments, elle doit être
variée autant que possible, et, suivant la constitution
de l'enfant, composée d'une plus ou moins grande
quantité relative de chair et de végétaux. En France,
l'abus de la viande n'existe guère ; mais en Angleterre, les parents ont beaucoup de tendance à nourrir
leurs enfants comme eux, c'est-à-dire avec de la
viande, et c'est pour lutter contre cet abus que Locke
s'est montré si sévère en prohibant la chair jusqu'à
l'âge de trois ans. Le même auteur conseille de ne
donner aux enfants, pour déjeuner et goûter, qu'un
morceau de pain, ce qui me paraît un peu sec ; une
tartine de beurre (plutôt que de confiture), un bon
fruit qui ne soit pas trop récemment cueilli, une tasse
de lait où l'on trempe le pain, ou une soupe quelconque, tels sont les éléments qui peuvent composer ces
repas secondaires, lesquels, je le répète, doivent être
à des heures telles qu'ils ne puissent nuire aux repas
principaux. Locke recommande de ne pas habituer
les enfants à boire trop souvent. On leur donnera de

'eau pure ou vineuse ; jamais de vin pur, à moins l'une indication spéciale.

Il faut accoutumer les enfants à passer la nuit sans rien prendre, ou, tout au moins, sans rien manger.

Dans la journée, des gâteaux et des bonbons leur seront offerts partout où ils iront, et ils ne les refuseront jamais. Prohibez-les au moins chez vous. Les sucreries surtout sont pernicieuses. Elles sont la source fréquente de deux maladies : la carie des dents et la pierre. La première est produite par la transformation du sucre en acide lactique qui attaque l'émail des dents. La seconde est une gravelle particulière, fort dangereuse, la gravelle oxalique, résultant de la décomposition imparfaite dans l'organisme des éléments qui composent le sucre.

———

# CHAPITRE III.

—

## Du sommeil et de l'exercice.

Les enfants doivent dormir beaucoup, mais pourtant sans excès. A partir de sept ans, Locke veut qu'on les habitue à se lever de bonne heure. A tout âge il faut les coucher tôt. Les veilles prolongées leur sont pernicieuses. *Il importe*, dit Rousseau, *de s'accoutumer à être mal couché; c'est le moyen de ne plus trouver de mauvais lits.* En effet, les couchers trop mous doivent être proscrits. J'ai déjà parlé des inconvénients des matelas et des oreillers de plume. La paille et le crin sont préférables.

Presque tous les enfants font la sieste dans la journée. Ce sommeil n'est pas absolument nécessaire; cependant il ne présente aucun inconvénient. Il repose l'enfant de la fatigue que lui procure l'exercice parfois excessif auquel il se livre. Le sommeil de la journée ne doit être toléré que pendant les premières années.

Il faut bien observer l'enfant quand il dort. L'expression de son visage indique fidèlement son état de santé, et la mère doit s'habituer à bien connaître les altérations diverses que les souffrances lui impriment. J'aurai plus d'une fois occasion de revenir sur les modifications de la physionomie des enfants endormis.

Si les rideaux sont nécessaires pour le nouveau-né, je les déclare complètement inutiles dans la seconde enfance. L'enfant doit dormir tête nue, et plutôt au milieu de la chambre que dans une alcôve.

Il est rare qu'un enfant en bonne santé ait besoin d'être encouragé à jouer, à faire de l'exercice ; mais ce qui est trop commun, c'est de voir des parents mal inspirés les condamner souvent au repos sans raison, soit en leur défendant de s'agiter, soit en les habillant d'une manière incommode. Les petites filles souffrent plus particulièrement de cette tyrannie. Leurs belles robes de promenade les condamnent à une tranquillité d'allure qui n'est pas de leur âge, et nuit au développement de leur corps. On blâme les Chinois qui atrophient les pieds de leurs femmes. Nous sommes bien plus Chinois, nous, qui atrophions le corps tout entier.

Que l'enfant puisse jouer, s'agiter, sans se préoccuper d'une déchirure à ses habits; il le faut, si vous voulez élever autre chose que des espèces de poupées.

Un des vices de l'éducation actuelle, c'est qu'elle se préoccupe de cultiver l'esprit des enfants souvent aux dépens du développement de leur corps. Rousseau s'en plaignait déjà de son temps. « *Une vie appliquée et sédentaire*, dit-il, *les empêche de croître et de profiter.... Sans cesse enfermés dans une chambre avec des livres, ils perdent toute leur vigueur ; ils deviennent délicats, faibles, malsains, plutôt hébétés que raisonnables, et l'âme se sent toute la vie du dépérissement du corps.* »

Que l'enfant prenne ses ébats en plein air le plus souvent possible ; qu'il soit protégé contre le froid ou le trop grand soleil, mais sans excès de précautions. Il me paraît inutile que ses souliers soient assez minces pour prendre l'eau, comme le veut Locke, ni qu'il s'habitue à marcher nu-pieds ; mais il est nécessaire qu'il s'endurcisse aux intempéries des saisons.

A partir de l'âge de dix ans, les jeux ne suffisent plus, et l'on fera bien d'y joindre la gymnastique. On peut même commencer plus tôt. Dans l'antiquité, les exercices du gymnase passaient avant tout. De nos jours, beaucoup de mères s'en effraient, et elles ont tort ; il est facile de les rendre sans danger. Les personnes qui habitent loin d'une ville peuvent organiser un petit gymnase chez elles ; le trapèze, les cordes à nœud, les échelles peuvent être installés dans le moindre jardin. On a imaginé dans ces derniers temps une gymnastique de chambre qui peut rendre de grands services. Non seulement ces exercices développent le corps et préviennent beaucoup de maladies, mais encore ils en guérissent quelques-unes, ainsi que je l'indiquerai plus loin.

La danse est une sorte de gymnastique excellente approuvée par tous les hygiénistes.

L'équitation est un exercice utile, mais non indispensable. Il n'en est pas de même de la natation. On ne saurait s'en passer, et les parents qui négligent de l'enseigner à leurs enfants sont coupables.

On frémit en songeant au nombre de gens qui vont sur l'eau par plaisir ou par nécessité, lorsqu'il y en a tant parmi eux qui ne savent pas nager. Chose inouïe, beaucoup de marins sont dans ce cas. Dans l'antiquité, la natation était le complément du gymnase. Ne point savoir se maintenir sur l'eau était chose honteuse, et pour indiquer un ignorant on disait : c'est un homme qui ne sait ni nager, ni lire.

L'escrime est un exercice salutaire, à condition qu'on le pratique des deux mains. Excellent pour les garçons, j'aurai occasion de le conseiller, dans certains cas, pour les jeunes filles ; il élargit la poitrine et fortifie les membres.

Un exercice vocal, bien ménagé, est utile pour le développement de la poitrine. Il régularise la respiration qui, chez beaucoup d'enfants, a de la tendance à être saccadée ; mais il faut user de grandes précautions pour ne point fatiguer la poitrine et la voix. Les mouvements gymnastiques, rhythmés au moyen du chant, sont souvent employés avec succès, à Paris, à l'*Hôpital des Enfants-malades*, pour combattre certaines affections nerveuses. Je reviendrai sur ce sujet à propos de la danse de Saint-Guy.

# CHAPITRE IV.

—

## Des bains et des soins de propreté.

Je sais qu'il est peu de mères qui suivront le système des bains froids préconisés par Locke : c'est d'ailleurs un essai qu'il faut faire avec la plus grande prudence. En hiver l'enfant prendra de temps en temps un bain tiède; mais l'eau dont il se servira pour sa toilette devra toujours être froide. En été les bains seront frais. Les personnes qui se trouvent près d'une rivière doivent en profiter. Le bain de rivière réussit bien à presque tous les enfants. Il n'en est pas de même des bains de mer. Ils sont salutaires pour quelques-uns, et mauvais pour un grand nombre. Il ne faut pas oublier qu'à cet âge l'excitabilité nerveuse est souvent exagérée; et quelquefois l'eau de mer l'augmente encore. Dans tous les cas, même lorsqu'il est parfaitement indiqué, le bain de mer doit être fort court, et ne durer que quelques minutes, quelque fois une minute seulement, suivant la température de l'eau, et les conditions de localité.

Lorsque l'on n'est dans le voisinage d'aucune rivière ni de la mer, il est toujours facile de remplir une baignoire d'eau de source, et de la laisser un peu tiédir au soleil. Dans notre climat provençal on obtient ainsi des bains d'une excellente température.

Les mères savent fort bien que l'enfant a besoin d'être surveillé de très-près en ce qui concerne la propreté du corps; il a, surtout en hiver, une tendance marquée aux lavages superficiels. La tête sera peignée et brossée avec soin. Les cheveux seront tenus courts chez les garçons, et même aussi longtemps que possible chez les petites filles. Les cheveux longs, chez les jeunes enfants, présentent, en été, un véritable danger. Ils exposent aux rhumes en tenant la tête dans un état constant de sueur, et peuvent favoriser la production d'une congestion cérébrale chez les individus prédisposés (1).

Dans les endroits publics, les enfants sont exposés à prendre des poux. Dieu merci, les personnes pour

(1) On rencontre quelquefois chez de très-jeunes filles, le plus souvent brunes, un développement extraordinaire de la chevelure coïncidant avec une maigreur et une pâleur considérables et des symptômes nerveux plus ou moins marqués. Il existe en pareil cas une sorte d'épuisement de l'organisme au profit du système pileux. Il faut alors, avant de commencer une médication tonique et reconstituante, sacrifier sans pitié cette belle chevelure dont l'excessif développement est un danger.

qui j'écris ne sont pas de celles qui pensent que cette petite famille est utile, et que sa présence sur la tête doit être tolérée parce qu'elle suce les mauvaises humeurs. Il faut, au contraire, se hâter de les détruire avant qu'ils ne soient nombreux, et surtout avant que la tête en ait pris l'habitude, car dans ce dernier cas leur suppression brusque peut présenter quelque danger. Le peigne, la brosse, quelques lavages suffisent. La décoction de persil qui conseille Underwood peut être employée sans inconvénient. Il n'en est pas de même des pommades mercurielles qui sont fort dangereuses. On employait autrefois la poudre de staphisaigre ; mais elle a passé de mode.

Les poux apparaissent quelquefois en très-grand nombre dans la convalescence de certaines maladies. Il faut les enlever peu à peu, mais par des soins de propreté seulement, et cependant assez promptement pour que le cuir chevelu ne s'ulcère pas sous l'influence de l'irritation produite par ces insectes.

Il est parfaitement inutile de couper les cheveux des enfants dans la première année de leur vie, à moins qu'on y soit forcé par quelque maladie cérébrale.

# CHAPITRE V.

—

## Des vêtements.

Si les vêtements doivent être simples, pour que l'enfant n'ait pas à se préoccuper des accidents qui peuvent leur arriver, il faut aussi qu'ils soient amples, et disposés de manière à ne comprimer aucune partie du corps. Dans les premières années les pièces inférieures du vêtement sont jointes aux supérieures, en sorte que le ventre n'est point serré. Plus tard, chez les garçons, le pantalon devient indépendant de la veste et du gilet. Il faut alors le soutenir par des bretelles plutôt que par une ceinture. Celle-ci en comprimant le ventre dispose aux hernies. Les bretelles ne gênent en rien le développement de la poitrine si on les choisit légères, suffisamment élastiques et souples, et si l'on a soin de les tenir toujours égales.

Chez les jeunes filles, en raison de la nature de leurs occupations, et de l'exercice moindre auquel

elles se livrent, l'hygiène des vêtements doit être surveillée encore de plus près. Les moyens par lesquels
on cherche à les rendre bien faites sont précisément
ceux qui les déforment le plus souvent. Je ne répéte-
rai pas ici tout ce qui été dit contre l'usage des corsets. A un certain âge, je conçois qu'un corset soit de
quelque utilité, si la forme en est bonne, et si l'on ne
le serre pas. Trop serré, il devient aussi pernicieux
que l'usage du vinaigre en boisson employé par les
jeunes personnes qui sont honteuses de leur embonpoint ; il cause d'horribles maladies de l'estomac.
Chez les petites filles, si l'on se croit obligé de mettre,
par dessus la chemise, un corsage destiné à servir d'appui aux jupes, il faut absolument qu'il soit dépourvu
de lames de fer ou de baleine. Presque toujours, les
corsets rigides sont portés de trop bonne heure. La
lame dure placée en avant, et qu'on nomme *busc*, est
surtout dangereuse. Elle rend impossible toute flexion
directe du corps. Or, ce mouvement est, à chaque
instant, nécessaire dans les occupations de la petite
fille. Que se passe-t-il alors ? Quand elle écrit, quand
elle coud, ou qu'elle brode, rencontrant un obstacle
qui l'empêche de fléchir le corps, elle imprime à ses
épaules un mouvement de latéralité par lequel l'une
est portée en avant, l'autre en arrière ; en un mot,
elle tourne dans son corset. En même temps, une des
épaules s'élève, pendant que l'autre reste abaissée. Au
bout d'un temps assez court, l'habitude est prise ; la
poitrine est déformée, et, en général, l'épaule droite

devient notablement saillante. Cette déformation ne tarde pas à être sans remède. Certaines occupations l'amènent trés-rapidement. Je citerai, en particulier, la broderie au métier, lorsque celui-ci est trop élevé, et qu'on n'a pas soin de changer souvent de main. Nos grand'mères, qui cultivaient la harpe, passée de mode aujourd'hui, étaient souvent redevables à cet instrument d'une déviation de la taille. Le piano a au moins l'avantage de laisser les épaules sur le même plan.

Les mères ne sauraient trop surveiller l'attitude de leurs filles dans leurs travaux ou leurs délassements. Dans les pensions, on y prend à peine garde. Voyez, dans une classe, des petites filles occupées à écrire ; vous n'en trouverez pas une qui n'ait une attitude vicieuse.

En résumé, un corset ne doit être donné aux filles que le plus tard possible ; avant l'âge de quinze ans, il ne doit pas en être question ; et pendant toute la vie, on doit en rendre les armatures d'acier ou de baleine aussi flexibles que faire se peut. Tous les auteurs qui ont écrit contre l'usage du corset, et ont conseillé sa suppression, ont prêché en vain. Je n'ajouterai donc pas, à tant d'autres, un plaidoyer inutile, et puisque le mal existe quand même, j'ai dû me contenter d'en conseiller l'atténuation. Si les femmes ne croient point pouvoir se passer de corsets raides, c'est une question de coquetterie contre laquelle tous les conseils du monde ne peuvent rien. Mais si vous n'écoutez point pour vous la voix de la raison, écoutez-la pour vos filles, car vous êtes responsables de leur santé.

Depuis les bandelettes des temps antiques, jusqu'au corset raide mis en vogue par Catherine de Médicis, heureusement modifié de nos jours, les femmes se sont toujours servi d'un moyen quelconque pour préserver les seins et les soutenir, ne fût-ce qu'un simple corsage exactement ajusté au corps; et il faut reconnaître qu'elles ont eu raison. L'abus seul du corset, et son application vicieuse doivent être blâmés; l'usage en doit être accepté. Dans certaines déviations de la taille, le corset, modifié suivant les indications à remplir, devient un appareil orthopédique, et donne souvent de très-bons résultats (1).

Les déviations de la colonne vertébrale sont souvent le résultat du rachitisme; mais elles se produisent aussi spontanément.

La courbure est antérieure, postérieure ou latérale.

La première siége ordinairement à la région des reins. Elle se produit temporairement chez les femmes enceintes, et on l'observe chez les marchandes ambulantes qui portent leur éventaire sur le ventre. La colonne vertébrale devient convexe en avant, et on

(1) On trouve de très-curieux renseignements sur les corsets et leurs modifications successives, depuis l'antiquité jusqu'à nos jours, dans un intéressant mémoire du docteur Bouvier, médecin de l'Hôpital des Enfants. ( *Etudes historiques et médicales sur l'usage des corsets.* Paris, 1853. )

rouve en arrière une concavité d'où résulte une diformité analogue à l'ensellure des chevaux montés rop jeunes.

La courbure à convexité postérieure occupe en géléral la partie supérieure du dos. Elle s'observe chez es adolescents qui deviennent très-grands en peu de emps. Si l'on ne surveille pas avec soin leur attitude, ls ne tardent pas à se voûter. Leurs épaules tombent n avant et se rapprochent l'une de l'autre ; la poirine paraît rétrécie.

Les déviations à courbure latérale dépendent souvent les attitudes vicieuses que j'ai signalées plus haut. Elles sont plus fréquentes chez les filles que chez les garçons. L'habitude de se tenir toujours appuyé sur la même hanche, dans la station verticale ou assise, sufit pour produire, en peu de temps, une déformation. Les jeunes filles chargées du soin d'un petit enfant, et qui le portent toujours sur le même bras, ne tardent pas à présenter une déviation de l'épine dorsale.

Lorsqu'on voit la taille se déformer, la première indication est de faire cesser la cause de cette déformation. Quant aux moyens de la guérir, leur étude comprend l'orthopédie presque toute entière, et je ne puis l'entreprendre ici. Ils se composent de la gymnastique et des appareils. La gymnastique doit agir en sens inverse de la déformation. Ainsi, pour les reins creux, on conseille les jeux qui forcent à se baisser fréquemment, l'ascension de pentes rapides, etc.

Pour les enfants à épaules voûtées, tous les exercices qui écartent les épaules, élargissent la poitrine et font relever la tête, sont indiqués ; ainsi, la natation, l'escrime, l'ascension d'une échelle en tournant le dos aux échelons.

Lorsqu'un corset, ou un appareil orthopédique quelconque est nécessaire, sa construction et son mode d'application doivent être réglés par un médecin très-expérimenté. Il n'en est malheureusement pas toujours ainsi ; et beaucoup d'enfants portent des corsets qui leur font plus de mal que de bien.

# CHAPITRE VI.

—

## De la croissance.

L'accroissement du corps des enfants n'est pas uniformément continu. Il se fait par des poussées successives, séparées par des périodes de calme, pendant lesquelles ils grandissent peu. Ces poussées ont lieu de deux façons : tantôt c'est une maladie fébrile qui en donne le signal, tantôt c'est un état morbide mal déterminé, pendant lequel, sous l'influence d'un affaiblissement général et d'un défaut de tonicité, les fonctions organiques sont plus ou moins troublées. Dans le premier cas, l'affection fébrile peut être fort courte et présenter les caractères de la maladie que je décrirai sous le nom de fièvre éphémère ; elle peut aussi être longue et sérieuse. Toutes les maladies aiguës de l'enfance, et en particulier les fièvres éruptives, concourent à la croissance. Ce n'est pas que l'enfant grandisse beaucoup pendant leur durée. A la fin de la maladie, si l'on tient compte de l'allongement dû au séjour au lit, lequel n'est que temporaire, ainsi que l'a très bien fait remarquer le docteur Bouchut (1), on peut constater qu'en réalité l'enfant a peu grandi. C'est dans la convalescence et les mois suivants que l'accroissement réel a lieu. Dans le second cas, l'enfant éprouve des douleurs dans les os, dans les jointures. Il est mou, il se tient mal, tout le fatigue, et sa faiblesse peut aller jusqu'à un certain degré de paralysie. C'est un moment plein de dangers, pendant lequel les maladies chroniques et héréditaires ont beau jeu pour se produire. Il convient d'employer les toniques sous toutes les formes : nourriture animale, vin généreux, affusions d'eau froide, frictions. Les travaux de l'esprit doivent être diminués au profit de l'exercice en plein air. Pour éviter que ce corps long, efflanqué, disgracieux, se déforme, il faut équilibrer l'activité musculaire. La gymnastique remplit très-bien ce but. Par elle, on établit une harmonie parfaite dans les membres, et l'on fait disparaître cette disproportion presque constante chez les jeunes filles, entre leurs jambes, qui sont bien développées, et leurs bras, qui restent grêles, par défaut d'activité musculaire. Tous les exercices que j'ai recommandés seront pratiqués avec avantage, mais on aura soin de ne pas les pousser jusqu'à la fatigue.

(1) E. Bouchut, *Traité pratique des maladies des nouveau-nés et des enfants à la mamelle.* Paris, 1855.

Les garçons arrivent à l'adolescence par une transition insensible, sans modification brusque dans les fonctions de leurs organes, et cette époque est pour eux plus tardive que pour les filles. Chez celles-ci, à un âge variable suivant les climats et les individus, une fonction nouvelle s'établit et marque le terme de l'enfance. Jusqu'à ce moment les filles et les garçons ne sont séparés que par des différences de caractère quelquefois fort peu marquées. Le jeu, pour les uns comme pour les autres, passe avant tout, et les parents doivent veiller à ce qu'il en soit ainsi. Un enfant qui ne joue pas est suspect. Dans le tout jeune âge, le dégoût du jeu, l'immobilité, la taciturnité doivent faire craindre quelque altération morbide du centre nerveux. Plus tard ils feront soupçonner quelque habitude vicieuse.

Je n'entreprendrai point ici l'histoire des désordres occasionnés par les manœuvres pernicieuses que les enfants exercent sur eux-mêmes ; elle m'entraînerait trop loin. D'ailleurs, on la trouvera complète dans des livres spéciaux, et particulièrement dans celui de Tissot. Ce vice peut exister à tout âge, et il a été observé chez de très jeunes enfants, surtout chez les petites filles. On le soupçonnera à l'attitude de l'enfant, à son visage pâle, à ses yeux cernés, dont les pupilles sont souvent dilatées, à son regard sans franchise, à son amaigrissement. Il faudra alors le surveiller de très près, le faire coucher dans la chambre de ses parents, et ne le laisser mettre au lit que lorsqu'il a bien besoin de dormir. Si ces précautions ne suffisent pas, on peut recourir au moyens coercitifs, en commençant par lui attacher les bras, de façon à ce qu'il ne puisse atteindre ses organes génitaux.

Si cette habitude est trop souvent un vice que rien ne justifie, et qu'un déplorable instinct ou de mauvais conseils ont enseigné à l'enfant, il ne faut pas oublier qu'une maladie des organes eux-mêmes ou de leur voisinage peut en être la cause première, et, dans ce cas, en supprimant la cause, on fait cesser aussi l'habitude qu'elle avait fait naître, lorsque cette dernière n'est pas invétérée.

La sécrétion d'une mucosité irritante, rendue plus âcre quelquefois par la négligence des soins de propreté, engendre des démangeaisons aux parties génitales. L'enfant se gratte d'abord très-innocemment ; mais si cette action éveille une sensation voluptueuse, le vice va naître. Si donc cette cause est reconnue, on la fera cesser par des lavages à l'eau fraîche ou avec un liquide légèrement astringent, comme l'eau blanche. Il peut être nécessaire de recourir, chez les petites filles, à des moyens médicaux plus actifs, et chez les garçons, à la circoncision. Cette opération, qui est sans danger, que des peuples entiers subissent, et que tous peut-être devraient subir, offre en outre l'avantage d'inspirer à l'enfant une crainte salutaire, et de lui faire perdre sa mauvaise habitude.

On trouve quelquefois au pourtour de l'anus, chez les enfants, de petits vers blancs, filiformes (*oxyure*

*ermiculaires*) qui peuvent exister en nombre considérable. Ils déterminent une démangeaison excessive,
et peuvent être, chez les petites filles, l'origine de manœuvres vicieuses. Il convient d'examiner si cette cause
existe, et, dans ce cas, de la faire cesser le plus tôt
possible par les moyens que j'indiquerai plus tard.

Enfin, si l'on observe chez un garçon une tendance
à des attouchements dangereux, il est bon d'examiner
s'il ne présente pas quelques symptômes indiquant la
présence d'une pierre dans la vessie.

Cette maladie occasionne, en effet, à l'extrémité du
canal de l'urèthre une sensation particulière qui force
presque invinciblement à y porter la main.

# CHAPITRE VII

—

## De la Menstruation.

Les filles arrivant à l'adolescence plus tôt que les
garçons, l'établissement de la menstruation s'accompagne chez elles d'un développement rapide des organes qui caractérisent la femme. Quel que soit l'âge
où les règles s'établissent, elles ne constituent jamais
un phénomène isolé. Aussitôt que cette fonction commence, et même quelque temps auparavant, le bassin
s'élargit, les seins deviennent douloureux et augmentent de volume ; la voix se modifie ; le corps tend à
perdre ces formes anguleuses qui le rendaient si disgracieux. Le moral subit aussi des modifications. La
jeune fille prend d'autres allures ; si elle continue à
jouer, c'est avec plus de retenue. Elle sent qu'elle n'est
plus une enfant, et son regard a appris à se baisser.
Ces phénomènes se produisent même quand la menstruation est très-précoce.

On a observé l'apparition des règles chez des enfants de neuf mois, d'un an, de deux ans, et toujours les signes de la puberté se sont manifestés en même temps. Ces exemples ne sont pas rares ; on en trouve un grand nombre relatés dans les traités d'accouchement.

Lorsque les règles se préparent, la jeune fille éprouve un sentiment de malaise spécial, quelques douleurs de reins et de ventre, et son système nerveux est plus ou moins surexcité. Puis apparaît un peu de mucus, et ensuite le sang en plus ou moins grande quantité ; en général, la première fois il en coule peu. Quelques filles sont assez heureuses pour que tous ces phénomènes précurseurs soient à peu près nuls, et que les règles s'établissent tout à coup, quelquefois pendant la nuit.

L'enfant qui, n'étant pas avertie, se voit mouillée de sang, peut s'effrayer. D'un autre côté, il peut y avoir quelque inconvénient à la prévenir d'avance. Suivant les dispositions morales de l'enfant, suivant qu'elle est plus ou moins impressionnable, la mère jugera du parti qu'elle doit prendre.

Dans les pays chauds la menstruation s'établit plus tôt que dans le Nord. L'apparition précoce des règles est plus fréquente dans les grandes villes.

L'écoulement du sang peut manquer alors que tout semblait l'annoncer; ou bien après avoir paru, il cesse pendant plusieurs mois, sans que la santé en soit profondément troublée. Une fois bien établi, il reparaît tous les mois avec ou sans douleurs de ventre, et en s'accompagnant de phénomènes généraux plus ou moins marqués. La période qui sépare les époques tend plutôt à diminuer chaque fois qu'à augmenter. Rarement l'écoulement paraît à jour fixe.

Lorsque la menstruation s'établit mal, il n'y a rien à faire tant que les troubles de la santé sont légers. Il ne faut pas se hâter de prodiguer des médicaments. La fonction se régularisera après quelques tentatives infructueuses. Si pourtant il n'en est pas ainsi, il faut aider la nature. Pour cela on agit différemment suivant les cas. L'altération de la santé qui résulte de l'établissement insuffisant des règles ou de leur non apparition consiste, suivant les constitutions, en des phénomènes de deux ordres bien tranchés : ce sont, chez les filles vigoureusement constituées, des phénomènes congestifs ; chez celles qui sont peu riches en fluide sanguin, des phénomènes nerveux. Les premières se plaignent de lourdeurs de tête. Elles ont des saignements de nez, des inflammations passagères des yeux, des bourdonnements d'oreille ; beaucoup d'entre elles sont sujettes à une éruption de boutons sur le visage, particulièrement au front. Chez les secondes, le système nerveux est surexcité, et cette excitation peut aller jusqu'à des attaques d'hystérie. En même temps elles pâlissent, et ne tardent pas à présenter les symptômes de la chlorose. Dans les deux cas la distraction, l'exercice en plein air sont nécessaires. Médicalement, si l'état de maladie persiste, on

agit, dans le premier cas, par des boissons rafraîchis-
santes, un régime doux et peu succulent ; et, au moment où les règles sont attendues, on réussit assez
souvent à les faire paraître par l'application d'une
sangsue à chaque genou. Les bains de pieds sont d'un
usage vulgaire en pareille occasion. Dans le second
cas, les toniques sont indiqués. Le régime doit être
fortifiant. Il convient souvent d'abandonner la ville
pour la campagne. Enfin les préparations de fer pourront devenir nécessaires.

Lorsque la santé est assez troublée pour que les
soins hygiéniques ne suffisent point, les indications
qui se présentent sont très-délicates, très-difficiles à
bien saisir, même pour le médecin. Beaucoup de jeunes filles paraissent vigoureuses qui, en réalité,
sont sur le point d'être chlorotiques. Il convient, en
raison de ces difficultés, que la médecine soit très prudente, et les mères cessent d'être compétentes. Je n'insisterai donc pas davantage sur la médication nécessaire en pareil cas.

Quant aux petits soins que chaque époque mens-
truelle exige, aux précautions qu'il convient de prendre
lorsqu'elle approche, et en un mot à toutes les mesures
de prudence dont on ne peut se départir sans risquer
de compromettre à jamais sa santé, je crois inutile de
les indiquer ici. Les mères n'auront qu'à répéter à
leurs filles les conseils qu'elles mêmes ont reçus, et à
les entourer de la surveillance dont elles ont eu besoin
à semblable époque. — Je les engage à ne pas exagé-

rer les précautions et les soins ; car si l'on s'accoutume à des mesures de prudence excessives, la fonction sera troublée le jour où quelque circonstance, comme il s'en présente souvent dans la vie, obligera à les négliger.

# DES MALADIES DE L'ENFANCE.

## Considérations générales sur les maladies de l'enfance.

S'il est inutile de démontrer que l'enfance diffère des autres âges par l'état organique, le cachet spécial imprimé à ses maladies n'a pas davantage besoin de démonstration, car l'un est la conséquence forcée de l'autre. Suivant l'état de l'organisme, ses altérations morbides, ses souffrances varient quant à leur forme, leur profondeur et leur tendance. A l'état naissant, très incomplet, et ayant tout à faire pour arriver à son entier développement, il subit de nombreuses secousses, qui marquent les pas de son évolution, et dont le caractère est d'être superficielles, sans tendance à la destruction, donnant, au contraire, le signal d'une modification dans le sens du progrès, en un mot, de la croissance. C'est le moment des fièvres éphémères et des éruptions de toute espèce. Plus tard, quand

vient l'âge difficile de la puberté, dans cette époque
de transition, comme la modification organique es
radicale, on voit apparaître des secousses morbides
profondes qui, attaquant l'édifice jusque dans ses fon-
dations, le régénèrent et le transforment. C'est le moment de la fièvre typhoïde. Enfin, lorsque les organes
sont pleinement constitués, après être restés pendan
un temps variable dans leur période d'état, ils ne tardent pas à atteindre l'âge de leur décadence. Leur
constitution s'altère, leur fonctionnement cesse d'être
régulier, et leur destruction va s'opérer. Chaque maladie est un coup de marteau qui arrache une pierre
à l'édifice ; et celui-ci tombe lentement ou s'écroule
tout à coup, suivant que les premiers organes atteints
sont secondaires ou essentiels.

Comme les périodes d'accroissement et d'état on
des limites variables suivant les individus, l'apparition des maladies qui leur appartiennent peut se faire
plus tôt ou plus tard, sans que celles-ci cessent d'être
régulières dans leur marche; mais s'il y a transposi-
tion complète, c'est-à-dire si la maladie se manifeste
hors de l'âge qui lui est propre, celle qui devrait paraître pendant l'enfance, par exemple, survenant dans
l'âge mûr ou dans la vieillesse, presque toujours sa
marche est irrégulière ; elle emprunte à l'époque où
elle apparaît un cachet spécial, et de cette irrégularité naissent de grands dangers.

Ainsi la fièvre scarlatine, maladie de l'enfance, est
fort dangereuse chez les adultes. Il en est de même

pour la plupart des fièvres éruptives. Dans l'âge qui leur est propre, elles sont spontanées, et la contagion me paraît jouer dans leur manifestation un rôle beaucoup moins important qu'on le pense généralement. Cet âge passé, elles deviennent rares, fort heureusement, et sont dues presque toujours à la contagion ou aux épidémies ; quelquefois même celles-ci restent impuissantes ; et au milieu d'individus atteints d'une maladie qu'ils se sont communiquée les uns aux autres, celui dont l'âge ne la comporte pas reste sain et sauf. Ainsi, dans une famille dont les enfants sont atteints de la scarlatine, le dernier né, s'il est encore dans la première année de sa vie, échappe presque toujours à la contagion.

L'enfance a donc des maladies qui lui sont propres. Celles-là mêmes qui lui sont communes avec les autres âges revêtent chez elle des caractères spéciaux. Parmi les premières, il en est qu'on pourrait appeler nécessaires, tant elles sont liées intimément à l'accroissement de l'individu. Elles sont à peu près inévitables. Tous les enfants en subissent un certain nombre. Beaucoup les subissent toutes, quelques-unes même plusieurs fois. Maladies d'évolution, compagnes de la croissance, dont elles marquent les étapes, la règle est qu'elles soient simples et tendent à la guérison. Aussi n'aboutissent-elles à la mort que s'il survient quelque complication née sous l'influence d'une épidémie, ou de la mauvaise constitution de l'individu, ou bien encore d'une erreur dans le traitement et d'une imprudence. La rougeole peut servir d'exemple. Elle doit guérir par les seuls soins de la nature. Mais, dans certaines épidémies, elle devient meurtrière. Chez un enfant né de parents à poitrine délicate ou malade, elle peut donner le signal du développement des tubercules pulmonaires ; et enfin, si elle est méconnue au début, et que, par un temps froid, l'enfant s'expose au grand air, elle peut être entravée dans sa marche naturelle, et par suite causer la mort.

Ajoutez à ces maladies, toujours aiguës, les affections chroniques, constitutionnelles et très souvent héréditaires, celles qui ont leur source dans les agents extérieurs, et dont nous sommes nous-mêmes bien souvent les auteurs par la violation des règles de l'hygiène, et vous aurez passé en revue toute la pathologie de l'enfance.

Trois particularités remarquables caractérisent les maladies de l'enfance : la prédominance des symptômes nerveux, la fréquence des complications, et le défaut de relation entre l'état général et la lésion qui le cause, celle-ci amenant souvent, quoique très-légère, tout un cortège de phénomènes effrayants. A mesure que l'enfant approche de la puberté, ces différences disparaissent peu à peu, et les maladies sont de plus en plus semblables à celles des adultes.

La physionomie et la marche des affections de l'enfance, jointes à l'absence de renseignements précis fournis par les petits malades, rendent le rôle du médecin très difficile. Il faut qu'il s'habitue à saisir et à apprécier dans les gestes, la conformation extérieure, l'expression du visage, la voix, des nuances qu'il pourrait négliger chez l'adulte. Cette habitude ne peut s'acquérir que par l'examen fréquent d'un très grand nombre d'enfants, et rend nécessaire un séjour assez prolongé dans un hôpital consacré à l'enfance. Là seulement les termes de comparaison se trouvent en nombre suffisant, et l'on apprend assez vite ce que des observations isolées ne permettraient de connaître qu'après de longues années de pratique.

Si le médecin doit être familiarisé avec la manière d'examiner utilement l'enfant, la mère ne doit pas l'ignorer, car son examen précède celui du médecin et le provoque. La résistance de l'enfant augmente souvent la difficulté. L'agitation qui en résulte peut rendre l'examen inutile ou donner lieu à des erreurs. Il faut s'armer de patience, attendre le moment favorable et quelquefois profiter du sommeil. Quelle que soit la nécessité d'explorer un organe ou une région, si l'enfant résiste, il faut, en général, ne pas prolonger trop longtemps la lutte ; mais, après avoir d'abord battu en retraite, faire plus tard une autre tentative avec plus d'adresse. La région la plus difficile à examiner c'est la gorge. Malgré le moyen souvent efficace qui consiste à fermer les narines en pinçant le nez, de façon à ce que l'enfant ouvre la bouche pour respirer, l'exploration est quelquefois presque impossible. La simple constatation de l'état du pouls est souvent malaisée. L'enfant à la mamelle souffre difficilement qu'on lui tienne le poignet. Il s'agite immédiatement, et ce surcroît de mouvement augmente le nombre des pulsations. On peut constater, à cet âge, d'un moment à l'autre, des variations très-grandes, de telle sorte que le pouls est un guide infidèle dans les indispositions. La température de la peau donne des indications plus sûres. La peau est naturellement fraîche dans les parties découvertes ; elle est souple, lisse et blanche, excepté dans les premiers jours de la vie. Elle peut, sous l'influence des maladies, devenir sèche, rude au toucher, plus ou moins chaude, et marquée de taches ou hérissée de boutons.

Même dans l'état de santé, le pouls est toujours fréquent chez les enfants. Dans les premiers jours on trouve en moyenne 120 pulsations. Plus tard, ce nombre diminue peu à peu ; mais on observe fréquemment des intermittences et des irrégularités qui ne sont liées à aucune affection du cœur, et disparaissent à la puberté. Pendant le sommeil, la fréquence des pulsations est moindre que dans la veille.

L'expression de la physionomie doit être observée avec soin. Ce qui caractérise la bonne santé c'est le calme, la placidité des traits. Les premières souffrances du nouveau-né modifient l'expression de son visage. Chaque colique y produit une grimace. Pendant le sommeil si calme de l'enfance, une contraction des lèvres plus ou moins prolongée et simulant un sourire sardonique doit faire craindre quelque affection nerveuse.

Les narines, ordinairement immobiles, se dilatent-
Iles à chaque mouvement respiratoire, les poumons
ont atteints d'une inflammation grave. Pendant le
ravail de la dentition, les joues sont vivement colo-
ées. Dans les maladies cérébrales, on observe des al-
ernatives brusques de rougeur et de pâleur. L'état
les yeux, qui sont brillants ou battus, larmoyants ou
.ecs, réclame aussi l'attention. Pendant les maladies
Iiguës, fébriles, les larmes sont taries ; leur réappari-
ion est un bon signe. Le strabisme, les mouvements
:onvulsifs du globe de l'œil sont des symptômes graves. Le timbre de la voix, la nature des cris subissent,
lans diverses maladies, de nombreuses modifications,
et il convient de bien les étudier en l'état de bonne
santé.

L'enfant respire de 20 à 30 fois par minute. Ce
nombre peut augmenter considérablement dans les affections des voix respiratoires. Les mouvements peuvent devenir irréguliers, intermittents, composés de
petites respirations très-courtes, après lesquelles arrive
tout à coup une longue inspiration qui ressemble à
un grand soupir, ce qui est le symptôme d'une maladie
grave du cerveau.

Le ventre est généralement gros chez les enfants ;
mais il est souple, et la pression n'y détermine aucune
douleur. Il devient ballonné dans les affections intes-
tinales ; aplati, et même en forme de bateau, dans la
fièvre cérébrale. Enfin, la mère devra bien connaître
l'attitude habituelle de l'enfant éveillé ou endormi,

ses gestes, son état d'embonpoint et les particularités
de sa conformation, afin de pouvoir fournir au médecin des renseignements utiles.

Je me borne ici à cette revue rapide et incomplète.
Je reviendrai sur chacun de ces signes à propos des
maladies dans lesquelles ils se présentent. Je pense
en avoir dit assez pour montrer combien il est important de pouvoir reconnaître ces modifications morbides, par comparaison avec l'état normal, dont elles
ne diffèrent quelquefois que par des nuances difficiles à saisir.

Si la symptomatologie est obscure, le diagnostic
s'en ressent nécessairement. Que de fois n'est-on pas
obligé de faire ses réserves après un premier examen,
et d'attendre quelque symptôme caractéristique? On
est appelé auprès d'un enfant qui vient d'être pris d'une
fièvre intense; les yeux sont brillants, la peau brûlante, l'attitude abandonnée. Il semble qu'une maladie très-grave commence : on s'attend à un danger
sérieux; il n'en est rien. Tout se termine par une
petite éruption à la peau, ou plus simplement encore
par un jour d'état fébrile; après quoi l'enfant se met
à grandir.

Quant au pronostic, c'est-à-dire à l'issue probable
de la maladie, si l'on met de côté les affections chroniques ayant pour siège un organe essentiel, et
quelques maladies aiguës d'une gravité exceptionnelle on peut dire que la guérison est la règle, à
condition toutefois qu'il ne surviendra pas quelque

complication due à une influence épidémique ou à une disposition constitutionnelle de l'individu.

Particularité remarquable, l'enfant en raison de sa vitalité active, supporte très bien les opérations chirurgicales, et le résultat en est généralement heureux. Chez lui, les plaies se cicatrisent vite ; la consolidation des os fracturés est rapide. Aussi ne doit-on pas hésiter à pratiquer sur lui, même de très bonne heure, certaines opérations, comme celle du bec de lièvre, lorsque cette difformité gêne l'allaitement. On doit également enlever le plus tôt possible les doigts surnuméraires. Tous les chirurgiens sont d'accord sur les avantages de cette pratique.

L'incertitude fréquente du diagnostic au début des maladies doit rendre la médecine très prudente. L'expectation est le parti le plus sage en pareil cas ; et puisque les affections simples tendent à guérir, il faut bien se garder de contrarier les efforts de la nature.

Les enfants supportent moins bien la diète que les adultes. S'ils sont à la mamelle, on doit continuer à les allaiter, en espaçant leurs repas de façon à ne pas charger l'estomac ; ils trouvent dans le sein une tisane toujours chaude. Plus tard, il faut presque toujours, outre la tisane, donner un peu de bouillon très-léger, et, aussitôt qu'on le peut sans danger, on arrive à une alimentation nécessitée par le travail de croissance qui s'opère. Les Anglais ont adopté comme boisson nutritive le thé de bœuf ; nous le remplaçons par le bouillon de poulet.

Les médicaments doivent être donnés avec précaution, et il ne faut jamais dépasser la prescription du médecin. Si le remède est administré en lavement, il convient d'avoir encore plus de prudence, car la surface de l'intestin a une puissance d'absorption considérable. Combien de fois n'a-t-on pas vu des enfants plongés dans un sommeil dangereux par l'administration d'un lavement additionné d'une trop forte dose de pavot?

Les médicaments doivent être faciles à prendre, c'est-à-dire sous un petit volume, et, autant que possible, d'un goût agréable. La forme qui dissimule le mieux la mauvaise saveur est celle qu'il faut adopter.

On ne parvient pas toujours à vaincre l'obstination des enfants Il faut employer beaucoup d'adresse et souvent un peu de force, en ayant soin toutefois d'y renoncer, si quelque symptôme nerveux se manifeste dans les efforts que fait l'enfant pour éviter de prendre le remède.

Si quelques enfants s'obstinent à refuser les potions les moins désagréables, comme de simples loochs, on en voit beaucoup qui, au contraire, avalent sans sourciller des médicaments d'un goût atroce, et deviennent gourmands de liquides nauséabonds, par exemple, de l'huile de morue. A l'hôpital des enfants, je me souviens de la petite scène qui avait lieu plusieurs fois par jour, lorsqu'on distribuait cet affreux médicament. A part quelques délicats, c'était à qui en aurait la plus grosse cuillerée, et le dernier léchait la bouteille.

Lorsque le remède est liquide, on peut se servir avec avantage d'une cuiller munie d'un couvercle. De cette façon, les mouvements de l'enfant sont sans inconvénient.

Lorsque l'enfant est au lit, il faut lui donner à boire adroitement, sans le mouiller, sans l'obliger à tourner la tête, ce qui l'expose à un accès de toux. Pour cela il faut le soulever doucement, non par la nuque ou par le cou, mais en passant la main derrière l'oreiller. Mon excellent maître à l'hôpital des enfants, M. Blache, nous donnait l'exemple en faisant boire nos petits malades avec une adresse admirable.

J'ai été, depuis, étonné de la façon malheureuse dont plus d'une mère s'y est prise devant moi. C'est un petit talent qu'il faut acquérir.

Si utile que soit un médicament, il ne faut jamais, à moins de circonstances tout à fait exceptionnelles, réveiller l'enfant pour le lui administrer. Une heure de bon sommeil vaut mieux qu'une cuillerée de potion.

Les enfants supportent difficilement les pertes de sang. Aussi emploie-t-on rarement la saignée chez eux. Lorsqu'une application de sangsues a été jugée nécessaire, il faut surveiller l'écoulement du sang, et l'arrêter avec soin quand le médecin l'a déclaré suffisant. Une seule piqûre de sangsue mal fermée peut causer un affaiblissement mortel chez un enfant à la mamelle.

Certains moyens thérapeutiques sont, pendant des siècles entiers, employés jusqu'à l'abus. Il fut un temps, qui n'est pas loin de nous, où très-peu d'enfants échappaient à l'application d'un vésicatoire au bras. Dieu merci, la mode en est passée, ou tout au moins elle commence à passer; mais on rencontre dans le monde bien des jeunes femmes qui en portent les détestables marques.

En général, les enfants ont horreur de la tisane. Lorsqu'ils la refusent obstinément, on peut toujours la remplacer par de l'eau à une température convenable, additionnée de sucre, ou mieux de sirop.

*Il ne faut jamais*, dit avec raison Locke, *médicamenter les enfants par précaution et pour prévenir les maux qui peuvent leur survenir*. J'ajouterai qu'il ne faut pas abuser des médicaments dans les indispositions légères, parce que leur action s'use, et que le jour où l'on en a sérieusement besoin, on les trouve sans efficacité. L'ipéca est un des remèdes employés souvent ainsi sans discernement. Si on le donne dans un simple rhume, pour le moindre ronflement produit dans la poitrine par un peu de mucosité séjournant dans l'arrière-gorge, le jour où il est réellement nécessaire, il ne fait plus vomir, ou bien on est obligé d'augmenter beaucoup la dose.

Je termine par un conseil dont beaucoup de parents ont bien besoin de profiter. Dans la chambre d'un enfant malade, plus encore que dans celle d'un adulte, on doit veiller à la conservation d'un air pur. C'est pourquoi il ne doit rester auprès du lit qu'une personne ou deux au plus. Pendant la convalescence, on peut donner à l'enfant une société qui le distraise, mais encore faut-il ne point trop se hâter. J'ai vu bien souvent, à la fin de la journée, des enfants, autour de qui l'on avait fait trop de bruit, pris d'une véritable fièvre de fatigue.

En résumé, dans l'enfance, les maladies aiguës sont caractérisées par la rapidité de leur marche. Les phénomènes précurseurs sont courts ou nuls, la convalescence très-courte aussi. Les maladies chroniques même se ressentent de cette influence ; leur marche est moins lente que chez les adultes.

Quelques affections étant exceptées, contre lesquelles la médication la plus active est en général impuissante, il ne faut jamais, dans les maladies aiguës, désespérer de la vie. Autant le mal a été prompt à abattre l'enfant, autant la réparation peut être rapide, et il n'est pas rare d'observer des résurrections inespérées.

Les maladies suivent, dans leur ordre d'apparition, le développement des organes. Après la naissance, l'activité fonctionnelle de l'organisme a son maximum dans le tube digestif. Aussi est-il le siége le plus fréquent des maladies. Plus tard apparaissent les affections de l'appareil circulatoire et respiratoire, du système osseux, du cerveau. Je commencerai par décrire les affections des nouveau-nés. J'étudierai ensuite celles des autres périodes de l'enfance. Je ne parlerai que des plus fréquentes, et je réunirai quelquefois, dans une même description, des maladies qui ont entre elles une grande analogie par leur siége ou leurs symptômes.

L'étude complète de la pathologie de l'enfance me mènerait trop loin et ne remplirait pas mon but, qui est de n'enseigner que quelques éléments utiles aux mères de famile. En un mot, la dernière partie de ce livre contiendra seulement *quelques notions sur les maladies des enfants.*

---

### De l'érysipèle des nouveau-nés.

Cette maladie est rare, fort heureusement, car elle est très-grave. Elle a son point de départ dans une écorchure de la peau, une inflammation tout à fait locale, comme celle qui entoure les boutons de vaccine, ou celle qui se développe quelquefois à l'ombilic lors de la chute du cordon. Elle peut aussi être tout à fait spontanée.

Que l'on puisse ou non trouver son point de départ, il est certain que l'érysipèle se développe sous l'influénce d'une prédisposition fâcheuse, d'une épidémie ou d'une mauvaise hygiène.

L'érysipèle débute souvent par l'inflammation de l'ombilic.

Le cordon se détache environ au septième jour. Sa chute laisse une petite plaie qui, en général, se cicatrise rapidement. Avant que la séparation se soit effectuée, il faut éviter avec soin de tirailler le cordon, et l'envelopper d'une compresse bien fine ; le cordon, une fois séparé, il faut panser la petite plaie avec un peu de charpie enduite de beurre ou de cérat bien frais, et ne se servir que de linges propres. Quelquefois, la cicatrisation se fait assez longtemps attendre, et il reste, pendant plusieurs jours, un léger suintement, particulièrement chez les enfants dont l'ombilic n'est point saillant. Les parois de la petite cavité qui s'est formée suppurent, parce qu'elles sont en contact et subissent des frottements. Il faut alors, au lieu de panser à plat, introduire un peu de charpie, ou une petite bandelette de linge dans le fond de la dépression, afin d'en isoler les surfaces.

Si les soins de propreté manquent, si la constitution de l'enfant est mauvaise, s'il est mal nourri, quelquefois aussi sans cause appréciable, la peau devient rouge aux environs de l'ombilic ; la teinte est d'abord presque rose, puis plus foncée ; l'érysipèle est déclaré. Il est rare, dès-lors, qu'il reste stationnaire. Il s'agrandit circulairement, ou dans une seule direction, en bas ou en haut. La coloration rouge s'efface uu moment par la pression, puis reparaît. Si l'enfant est robuste, elle reste rouge ; mais, s'il est malingre, la teinte devient violacée, livide, et, dans ce cas, le pronostic est de la dernière gravité.

L'érysipèle développé sur le ventre se comporte de diverses manières :

L'inflammation peut se propager aux organes contenus dans l'abdomen, et, en particulier, au foie. Dans ce cas, l'on voit survenir la jaunisse.

Elle peut abandonner l'abdomen, ou, sans l'abandonner, s'étendre à la poitrine et aux membres.

Enfin, dans beaucoup de cas, les symptômes généraux sont assez graves pour que l'enfant périsse, alors que la peau du ventre est encore seule envahie.

Les symptômes généraux, sont : la fièvre, la soif intense, la diarrhée, les vomissements, les convulsions, quelquefois la jaunisse

Lorsque l'érysipèle a pour point de départ un bouton vaccinal enflammé, ou une excoriation, il rayonne autour de ce point, et s'avance le long du membre, puis s'éteint après s'être plus ou moins étendu, ou bien abandonne le point primitivement malade, et envahit successivement diverses parties du corps. Cette marche ambulante est plus constante et plus manifeste dans les érysipèles spontanés dont la cause déterminante est inconnue. En général, un des membres inférieurs est d'abord envahi ; puis la rougeur disparaît, et l'autre membre est pris à son tour ; ou bien ils le sont tous deux. Au pied, l'inflammation érysipélateuse prend un aspect spécial ; elle s'accompagne d'œdème (c'est-à-dire, d'infiltration séreuse, comme chez les hydropiques), et en appuyant avec le doigt, on produit une dépression qui persiste quelques instants.

Quel que soit le siége de l'érysipèle, il arrive assez souvent que l'inflammation s'étend au dessous de la peau, ce qui constitue un phlegmon, et ajoute à la gravité de la maladie. La gangrène peut aussi en être le résultat.

La gravité de la maladie varie :

Suivant son siége ;

Suivant l'âge et la constitution de l'enfant.

Les membres sont-ils affectés, la maladie se promène de l'un à l'autre, et si les symptômes généraux ne sont pas trop graves, la guérison finit par avoir lieu. J'ai vu guérir un enfant chez qui les membres inférieurs furent pris tour à tour, puis simultanément, et qui paraissait dans un état désespéré.

Si l'affection occupe l'abdomen, le péril est plus grand, à cause du voisinage des viscères, et des symptômes généraux très-graves qui surviennent. L'érysipèle qui a pour point de départ un bouton de vaccine, est le moins grave de tous.

Plus l'enfant s'éloigne du moment de sa naissance, plus la gravité du pronostic diminue. Chez le nouveau-né, l'érysipèle du ventre a presque constamment une terminaison fatale. Mais cette gravité s'explique par la mauvaise constitution des enfants chez qui la maladie se développe. Chez un enfant robuste, un inflammation érysipélateuse produite par quelque pansement mal fait peut être enrayée.

Dans les cas les plus heureux, la maladie se termine simplement; la rougeur diminue avec le gonflement ; la teinte rose du début reparaît; puis la peau reprend sa blancheur normale.

Quelquefois le point d'arrêt est marqué par la formation d'un abcès après l'ouverture duquel la résolution s'opère promptement.

La multiplicité des moyens thérapeutiques conseillés contre l'érysipèle prouve bien que cette maladie est difficile à guérir. L'application de ces remèdes, et les soins que réclament les symptômes généraux, ne sont point de la compétence de la famille. Je ne les paserai dont point en revue. J'ai montré les principales causes de cette maladie, afin qu'on puisse les éviter. L'ombilic, les excoriations des fesses et des cuisses si fréquentes chez les nouveau-nés, les boutons de vaccine, seront l'objet d'une surveillance attentive. L'ombilic sera pansé avec soin, comme je l'ai dit plus haut. Les excoriations des cuisses, des fesses, et des pieds, seront lavées avec un peu d'eau blanche, puis couvertes de poudre d'amidon, de lycopode ou de riz, toujours sans parfum. Si la gerçure devient profonde et suppure, si l'on ne réussit pas à la cicatriser par des pansements au cérat ou au beurre à l'aide desquels on isole les surfaces, il faut promptement soumettre l'enfant au médecin, car des cautérisations superficielles deviennent nécessaires.

Lorsqu'un bouton de vaccine s'enflamme trop fortement, il convient de le couvrir d'un cataplasme de mauve, de mie de pain ou de fécule de pomme de terre. La farine de lin doit être proscrite en pareil cas.

Lorsque l'érysipèle commence, quel qu'en soit le

siége, il faut, en attendant le médecin, lotionner la région avec une décoction de fleurs de sureau, ou avec de l'eau blanche, puis la saupoudrer d'amidon après l'avoir incomplètement séchée, de telle sorte que la poudre puisse devenir adhérente; après quoi on enveloppe avec du coton toute la partie malade. Si l'amidon ne peut être maintenu, à cause des mouvements de l'enfant, on le remplace par la pommade de concombre, ou simplement par de l'axonge bien fraiche.

L'ombilic peut être enflammé sans qu'il y ait érysipèle; il est des enfants chez qui l'inflammation reste simple, et d'autres chez qui elle tend immédiatement à se convertir en érysipèle. L'inflammation simple ne doit pas être négligée. Le meilleur remède est l'application de cataplasmes émollients.

### De la hernie ombilicale.

Lorsque l'enfant vient au monde, on l'examine avec soin pour voir si quelque anomalie, quelque vice de conformation n'existe pas dans ses organes, si l'anus et l'urètre ont leurs orifices naturels, si les pieds ne sont pas déviés. Il est rare qu'une imperfection de ce genre échappe à l'examen même le plus superficiel.

Mais il en est une qui passe trop souvent inaperçue, je veux parler de la hernie ombilicale.

Pendant une portion de la vie intrà-utérine, le ventre du fœtus n'est point fermé. Peu à peu la cavité devient complète; les organes y sont tous contenus, et il ne reste de l'ouverture primitive que l'orifice par lequel passent les éléments du cordon ombilical. Mais assez souvent cet orifice est resté trop large, et une petite portion d'intestin vient faire saillie sous la peau. Si elle est assez volumineuse, on l'aperçoit aisément; mais, fréquemment, elle a à peine le volume d'une petite noisette ou d'un pois, ne se montre que dans les moments où l'enfant fait un effort, et quelquefois, nulle à la naissance, elle n'apparaît que quelques heures ou quelques jours après si l'enfant crie beaucoup.

La nature de cette affection n'est pas en général difficile à reconnaitre. En appuyant avec le doigt sur la petite tumeur on la fait rentrer dans le ventre, et l'on sent que le doigt s'enfonce dans une ouverture irrégulièrement circulaire. Retire-t-on le doigt, la tumeur se reproduit, soit immédiatement, soit au bout d'un instant, au premier effort de l'enfant.

Abandonnée à elle-même, la hernie ombilicale guérit rarement par les seules ressources de la nature. Plus souvent elle reste stationnaire; plus souvent encore elle augmente, surtout chez les enfants qui souffrent et crient beaucoup. Chez eux chaque effort détermine l'issue d'une portion d'intestin de plus en plus considérable ; l'ouverture se dilate peu à peu, et si l'on tarde trop longtemps à s'en occuper, la guérison peut devenir très-difficile ou même impossible.

Il faut donc que l'art intervienne au plus tôt. Lorsque le cordon s'est détaché, que la surface, où la séparation s'est faite, est sèche et cicatrisée, en un mot, s'il n'y a aucune inflammation locale, on s'occupera immédiatement de maintenir la hernie. Les bandages élastiques, les bandes de linge se déplacent trop facilement dans les mouvements de l'enfant. Je donne la préférence au moyen contentif préconisé par M. le docteur Trousseau. Il se compose de deux éléments :

1° Une bande de diachylon, large d'environ deux travers de doigt, et assez longue pour faire deux fois le tour du ventre de l'enfant.

2° Une petite pelotte, ayant la forme d'un cône aplati, ou plutot d'un champignon sans tige. Un morceau de caoutchouc, ou de gutta-percha, un large bouton d'habit, remplissent très-bien l'office. L'essentiel est que la petite pelotte soit assez conique pour refouler la hernie, et cependant n'empêche point les bords de l'orifice de se rapprocher pour amener l'occlusion définitive. C'est là un point assez délicat. Lorsque la substance dont la pelotte est composée est dure, il faut l'envelopper de coton ou de linge.

Pour appliquer ce bandage, on fait rentrer la hernie, on place la pelotte, on la maintient avec un doigt, puis on la fixe avec la bande de diachylon que l'on fait passer deux fois sur elle. Il faut avoir soin de serrer modérément. La compression n'a pas besoin d'être énergique.

Le médecin posera lui-même ce bandage la première fois ; ensuite la mère pourra le renouveler elle-même, mais l'enfant sera soumis de temps en temps à l'examen du médecin.

Ce bandage doit être maintenu constamment pendant un temps variable suivant les individus et le volume de la hernie. Chez les enfants vigoureux, la guérison se fait assez rapidement.

Si le contact du diachylon avec la peau amène quelque éruption de boutons et des démangeaisons, on applique un peu de coldcream ou de pommade de concombre, et, pardessus, de la poudre de riz ou d'amidon.

*Les hernies de l'aine* sont plus difficiles à distinguer. Plus d'une fois des bandages compressifs ont été appliqués sur des tumeurs formées par de la sérosité (hydrocèle) ou par le testicule retenu dans la paroi de l'abdomen. C'est pourquoi il n'est pas sans danger de s'adresser, ainsi qu'on le fait trop souvent, directement à un bandagiste qui peut commettre une erreur de ce genre, à cause des difficultés quelquefois très-grandes du diagnostic.

Lorsque la hernie a été reconnue, il faut sans tarder appliquer un bandage très-doux, et le maintenir constamment en place. On doit en avoir plusieurs parce que l'enfant les salit bientôt. Il faut que la pression ne soit pas assez forte pour causer une excoriation. L'application continue d'un bon bandage triomphe en général de la hernie. Si on l'emploie trop tard, ou d'une façon irrégulière, l'affection persiste, et l'enfant conserve la hernie avec tous ses inconvénients et ses dangers pour l'avenir.

---

## De l'engorgement des mamelles.

Chez les nouveau-nés des deux sexes, surtout chez les enfants vigoureux, on voit assez souvent, quelques jours après la naissance, les mamelles se gonfler, devenir douloureuses, et sécréter un liquide qui contient la plupart des éléments du lait. Cette petite maladie se termine assez promptement, et guérit en quelques jours, au moyen de lotions et de cataplasmes émollients. Quelquefois cependant l'engorgement est assez fort pour produire un abcès qu'il faut ouvrir d'assez bonne heure pour que la collection purulente ne devienne pas trop considérable, et qu'on puisse l'évacuer par une incision très-petite afin d'éviter une cicatrice apparente. Les succions, les pressions sur les seins pour les vider de la sérosité lactée qu'ils sécrètent, sont des manœuvres dangereuses qui augmentent l'inflammation et peuvent favoriser la formation d'un abcès ; il convient de s'en tenir aux topiques émollients.

## De la Constipation.

Il n'est pas rare que l'enfant naisse constipé. Le méconium, matière visqueuse et verte contenue dans l'intestin, est souvent dur, surtout au voisinage de l'anus, et la première selle se fait longtemps attendre. Si l'évacuation du méconium n'a pas commencé à la fin du premier jour, il faut, sans plus tarder, la provoquer, sinon l'enfant aura des coliques et ne dormira point.

On favorise cette évacuation par des médicaments légèrement purgatifs, comme la manne dissoute dans du lait, une cuillerée d'huile d'amandes douces battue dans du lait et un peu d'eau de fleurs d'oranger, quelques cuillerées de petit lait additionné de miel ; mais le plus souvent un lavement suffit ; un peu d'eau introduite dans l'intestin ramollit suffisamment la matière durcie et provoque les contractions de l'intestin, qui commence aussitôt à se vider. Une fois l'évacuation en train, elle continue à s'effectuer, surtout si l'enfant tette le lait maternel, lequel est doué d'une propriété purgative. Il n'en est pas toujours ainsi lorsque le lait n'est pas récent. Il faut alors recourir aux moyens que je viens d'indiquer, et quelquefois pendant plusieurs jours de suite. On a vu des enfants mettre un mois entier à se débarrasser du méconium.

Quel que soit le purgatif que l'on emploie, la dose doit être toujours modérée.

Quelques médecins proscrivent absolument les préparations huileuses ; mais il est certain qu'on est souvent obligé d'y recourir, et même quelquefois d'employer l'huile de ricin, qui, dans la plupart des cas, est un remède trop énergique.

Lorsque le méconium est évacué, en général les selles deviennent régulières. Cependant il est inexact de dire que la constipation est rare chez les enfants à la mamelle. Je l'ai, pour ma part, observée assez fréquemment. Il n'y pas lieu de s'en inquiéter si l'enfant est bien portant ; mais lorsque deux jours se passent sans évacuation, presque toujours des coliques surviennent. Il faut alors donner un lavement simple ou additionné d'une cuillerée de miel ou d'huile, et si la constipation persiste, on a recours aux purgatifs légers, comme le sirop de chicorée composé, ou celui de fleurs de pêcher, à la dose d'une ou deux cuillerées. En même temps on soumet la mère ou la nourrice à un régime rafraîchissant, et on lui fait boire quelques tasses de tisane de mauve ou d'orge.

Lorsque les coliques sont violentes, on frictionne le ventre doucement avec de l'huile tiède.

Les bains ne doivent pas être négligés ; ils triomphent bien souvent en même temps des coliques et de la constipation. Pendant que l'enfant est dans l'eau, on lui frictionne le ventre, principalement du côté gauche, où les matières sont accumulées.

Lorsqu'on a donné un lavement à l'enfant, il faut,

13

autant que possible, le tenir dans la position horizontale, pour éviter qu'il le rende tout de suite.

Je ne saurais trop recommander d'employer une
bonne seringue. En général il n'en est pas ainsi. Les
instruments dont on se sert sont très-défectueux, et
l'on injecte dans l'intestin presque autant d'air que de
liquide, augmentant ainsi les coliques, au lieu de les
faire cesser.

Le bout de la canule doit être en ivoire, ou mieux
en caoutchouc, et toujours enduit d'un corps gras,
précaution souvent négligée, et sans laquelle on s'expose à déterminer des écorchures de l'anus, lorsque
les lavements sont fréquemment répétés.

Lorsque l'enfant prend avec le lait d'autres aliments,
la constipation résulte ordinairement du mauvais
choix de ceux-ci. L'abus de la bouillie chez les tout
jeunes enfants, et, plus tard, l'usage de mets trop
épicés ou de viandes noires en sont la cause la plus
fréquente. Il faut, dans ce cas, modifier le régime.

Je parle ici de la constipation en tant que maladie
indépendante, et, à vrai dire, sauf quelques cas exceptionnels, cet état ne mérite pas le nom de maladie.

Nous trouverons plus loin la constipation comme
symptôme dans un certain nombre d'affections.

Si cet état ne doit pas être négligé, c'est que parfois,
lorsqu'il se prolonge, il amène une irritation intesti-
nale qui peut être sérieuse. On voit tout à coup la
diarrhée succéder à la constipation, et une véritable
maladie s'établit, laquelle réclame des soins immédiats.

Enfin, lorsqu'un enfant vigoureux, coloré, sanguin est constipé pendant le travail de la dentition, ce qui a lieu quelquefois, il convient, plus que jamais, de combattre cette disposition, surtout s'il existe quelque menace de congestion cérébrale ou de convulsions.

---

## De l'Ictère, ou jaunisse des nouveau-nés.

J'ai signalé la jaunisse à propos de l'érysipèle du ventre. Elle peut être aussi le symptôme d'une grave maladie du foie, et particulièrement d'une inflammation (hépatite). Mais il existe une jaunisse bénigne, qu'on a voulu considérer comme une simple atténuation de la jaunisse grave, ce qui me paraît une erreur. Je ne vois point là un état inflammatoire du foie, car si minime que fût cette inflammation, elle donnerait lieu à des symptômes sérieux. C'est, à mon avis, une simple congestion, un engorgement sanguin de cet organe, lequel y est évidemment prédisposé pendant les premiers jours de la vie.

Sous l'influence de cet engorgement, la peau prend une teinte jaune plus ou moins prononcée, qu'il ne faut pas confondre avec la coloration jaune rougeâtre de beaucoup d'enfants, coloration qui ne s'efface qu'au bout de quelques jours, et se manifeste ordinairement après les accouchements laborieux. On remarquera que, dans ce cas, les yeux restent blancs; tandis que dans la jaunisse, en même temps que la peau, les yeux deviennent jaunes; mais la teinte y est en général peu prononcée.

La production de cette jaunisse paraît tenir à diverses causes, surtout à la constipation. La rétention du méconium la fait naître fréquemment. Aussi a-t-on observé qu'elle est plus fréquente chez les enfants nourris par un lait étranger. Je pense que des conditions hygiéniques indépendantes de la qualité du lait en peuvent être la cause, car j'ai observé dans la salle d'accouchements de l'hôpital Saint-Louis, à Paris, des cas très-nombreux de jaunisse, et cependant chaque mère nourrissait son enfant.

Les nouveau-nés à qui l'on donne de la bouillie dès les premiers jours sont souvent atteints de jaunisse.

Cette affection disparaît en peu de jours avec quelques soins. On baigne souvent l'enfant, on diminue sa nourriture, suivant le conseil de Levret, et si le lait qu'il tette paraît trop substantiel, on soumet la nourrice à un régime rafraîchissant. S'il y a des coliques, on frictionne le ventre avec de l'huile tiède, et on l'enveloppe d'ouate. On donne quelques lavements, et au besoin de légers laxatifs.

## De la Diarrhée.

La diarrhée est tantôt un accident passager, un simple dérangement fonctionnel, tantôt elle est le symptôme d'une maladie.

Plusieurs causes peuvent donner lieu à un flux intestinal temporaire. Ainsi l'on peut citer :

Une vive émotion éprouvée par l'enfant, une émotion ou une indigestion de la nourrice, un aliment indigeste, une impression de froid.

La diarrhée symptômatique doit être elle-même subdivisée : tantôt, en effet, elle dépend d'une affection locale de l'intestin, tantôt d'une maladie générale, ou de la souffrance d'un organe éloigné agissant par sympathie sur les fonctions digestives, ainsi qu'on l'observe au moment de l'éruption des dents.

Ces diverses espèces de diarrhée ne sont point absolument indépendantes, et le passage de l'une à l'autre est fréquent. Un écart de régime de la nourrice, un aliment lourd donné à l'enfant produisent une indigestion, et, comme conséquence, une diarrhée subite et momentanée. Mais si l'hygiène de la nourrice est mauvaise, si son lait ne convient pas à l'estomac de l'enfant, si les parents de celui-ci ont l'imprudence de lui donner chaque jour des aliments qui lui nuisent, l'indigestion recommence à chaque repas, et, au lieu d'être temporaire, elle devient pour ainsi dire con-

tinue*, distinction parfaitement établie par MM. Ril-
liet et Barthez dans leur traité des maladies des enfants.

Alors on n'a pas affaire à un accident, mais bien
à une véritable maladie. De même, lorsque pendant le
travail de la dentition la diarrhée s'établit, s'il est utile
de la respecter jusqu'à un certain point (ce que nous
examinerons plus tard), encore faut-il ne pas perdre
de vue que cet accident trop prolongé peut conduire à
une affection sérieuse, et que le flux intestinal, d'abord
simple, peut se compliquer peu à peu d'une lésion
grave des tissus.

Le symptôme diarrhée, dans les maladies générales,
ne doit pas être étudié en ce moment.

Au point de vue pratique, ce qu'une mère de famille
doit savoir distinguer, c'est la différence qui existe
entre le flux diarrhéique simple et la diarrhée symptômatique d'une maladie des organes digestifs, car si
le premier est de sa compétence, la seconde exige des
soins délicats et difficiles dont elle ne doit point prendre la direction.

La différence consiste dans l'absence de symptômes
généraux ou dans leur manifestation.

La diarrhée par indigestion, par émotion vive, par
refroidissement, celle qui se produit sous l'influence
du travail de la dentition, constitue une affection catarrhale qui reste localisée, et sans retentissement sur
l'économie en général. Si le nombre des selles devient
considérable, l'enfant maigrit, ses yeux sont plus ou

moins battus et ses jambes un peu faibles. S'il y a des gaz dans l'intestin, ils donnent lieu à des coliques qu font crier l'enfant, s'il est éveillé, ou qui interrompent brusquement son sommeil. Pendant ce temps, la peau reste fraîche et l'appétit bon. La pression exercée sur le ventre ne détermine point de douleur. Le ventre est quelquefois un peu tendu, ballonné, mais ce symptôme est tout à fait passager.

Lorsque les organes digestifs sont malades, la scène change, et des symptômes généraux plus ou moins graves surviennent. La peau est chaude, sèche, elle perd de sa souplesse. Il y a fièvre, soif plus ou moins intense, quelquefois excessive, insatiable. La face pâlit, le sillon qui sépare le nez des lèvres devient très-marqué ; les yeux sont battus, le regard triste. La langue, blanche au centre, devient rouge à la pointe et sur les bords ; l'amaigrissement est rapide. Les vomissements s'ajoutent souvent à la diarrhée. Le ventre est dur, tendu, ballonné, douloureux. L'anus est irrité par le passage fréquent de matières plus ou moins âcres, et chaque selle détermine de la douleur et des cris. Ces symptômes varient d'intensité, depuis ceux que détermine l'inflammation la plus bénigne du tube intestinal (entérite simple), jusqu'aux phénomènes d'une extrême gravité, auxquels donne lieu l'inflammation généralisée des organes digestifs, à laquelle on a donné le nom de choléra des enfants, ou entérite cholériforme. Cette dernière maladie se montre en été ou au commencement de l'automne. Elle frappe surtout les enfants pauvres et mal nourris, et quelquefois devient épidémique. Je l'ai observée plus d'une fois à Paris, mais j'en ai vu des cas bien plus nombreux en Provence, au moment des fortes chaleurs. Ce n'est pas le choléra, mais cette affection s'en rapproche par quelques symptômes. Les selles deviennent très-liquides ; l'amaigrissement est rapide ; la face et les mains prennent une teinte bleue assez marquée ; les membres se refroidissent très-promptement, et la peau, principalement au ventre, conserve longtemps le pli qu'on lui imprime en la pinçant. En même temps que la diarrhée existent des vomissements. Cette maladie est de la dernière gravité. Mais, je le répète, elle est très-rare chez les enfants soumis à une bonne hygiène.

Dans la diarrhée simple, comme dans la diarrhée inflammatoire, la consistance des selles est très-variable. Elles sont pâteuses, ou liquides, ou formées d'un mélange de liquide et de parties solides, ou enfin tellement fluides qu'elles ne laissent sur le linge qu'une tâche sans résidu.

Leur coloration varie également. Elles sont jaunes, ou verdâtres, ou tout à fait vertes ; quelquefois on y retrouve les aliments à peu près tels qu'ils ont été pris, et si l'enfant est à la mamelle, on aperçoit des grumeaux de lait. D'autres fois le lait n'a pas été caillé, et la matière évacuée est uniformément blanche et liquide.

Les selles sont jaunes dans les diarrhées les plus bénignes. Si l'affection se prolonge, elles ne tardent pas à devenir plus ou moins vertes, et quelquefois légèrement striées de sang. Enfin, les selles presque incolores, très-fluides, et les selles d'un vert foncé sont très-âcres, en général acides, et occasionnent à l'anus cette sensation douloureuse connue sous le nom de *ténesme*.

Je ne m'occuperai point ici du traitement de la diarrhée inflammatoire, et surtout de l'entérite cholériforme.

Quant à la diarrhée simple, je n'ai pas besoin d'insister sur les petits moyens par lesquels on la combat. Les sirops de gomme, de coing, de grande consoude, les lavements d'amidon, de graine de lin, de son ou de mauve sont d'un usage vulgaire.

Un mot seulement à propos des lavements : les uns doivent être rendus presque aussitôt, les autres conservés. Les premiers doivent être proportionnés à l'âge de l'enfant, mais assez copieux pour opérer un lavage, et entraîner les matières. Lorsque l'enfant a rendu ce lavement, après un instant de repos, on lui administre celui qui doit être conservé, et qui sera composé seulement de quelques cuillerées de liquide. Les lavements d'amidon sont excellents dans les diarrhées sans coliques. S'il y a un peu de sensibilité du ventre, la mauve, le son et la graine de lin sont préférables.

Lorsque ces moyens simples ne réussissent pas, il faut recourir à des préparations médicamenteuses plus actives. C'est au médecin à en apprécier l'indication, et à les administrer avec prudence. Mais ce que les parents peuvent très-bien faire, c'est de supprimer la maladie en supprimant la cause qui l'a produite ; car celle-ci est bien souvent très-manifeste.

Si l'enfant n'est pas suffisamment couvert, s'il a été surpris par le froid, on peut arrêter sa diarrhée par quelques frictions d'huile tiède sur le ventre, l'application d'une ceinture de flanelle ou d'un peu d'ouate.

Quelque aliment paraît-il avoir causé une indigestion, on doit éviter de le donner à l'enfant; et si sa nourriture, en général, paraît trop substantielle, il faut modifier son régime.

Lorsque le dérangement des fonctions digestives a lieu chez un enfant à la mamelle, on doit examiner si le lait qu'il tette a quelque défaut, soit constant, soit temporaire et lié à une indisposition de la nourrice. On essaie de changer le régime de celle-ci; on le rend plus tonique, si le lait paraît faible et peu nourrissant. Au contraire, s'il est trop fort, trop consistant, on diminue la quantité de nourriture, et l'on fait prédominer l'usage des légumes. Si cette épreuve ne réussit pas, il faut changer de nourrice jusqu'à ce qu'on en trouve une dont le lait convienne à l'enfant. Ce changement est quelquefois difficile à effectuer; mais avec un peu de persévérance, on parvient en général à décider l'enfant à prendre le sein de la nouvelle nourrice.

Si le biberon ou la bouillie paraissent produire les troubles digestifs, il ne faut pas hésiter à les remplacer par le sein d'une femme. Par contre, si après plusieurs changements de nourrice, on n'obtient aucun résultat, il faut essayer de donner du lait de chèvre ou de vache. Enfin, il ne faut pas oublier qu'on a vu des enfants ne pouvoir supporter aucune espèce de lait, et s'élever avec du bouillon de poulet, et de la crême de pain.

Quelle que soit la nature de la diarrhée, qu'il y ait ou non des symptômes d'inflammation, un principe domine le traitement, c'est la nécessité absolue de réduire l'alimentation, même si l'enfant est à la mamelle. Il suffit quelquefois pour le guérir de le faire teter moins souvent, et de le laisser moins longtemps au sein. Malheureusement, beaucoup de parents sont incorrigibles; si l'enfant ne paraît pas souffrir, on continue à le laisser manger comme d'habitude, et cette déplorable façon d'agir a plus d'une fois éternisé des diarrhées qui auraient cédé à quelques jours de régime, ou rendu très-graves des entérites commençantes.

Lorsqu'un enfant, qui a été sevré, est pris d'une diarrhée rebelle, on obtient souvent des guérisons inespérées en le mettant au régime exclusivement lacté, et, au besoin, en lui donnant de nouveau une nourrice.

On a, depuis quelques années, obtenu des résultats satisfaisants par l'administration de la viande crue dans les cas de diarrhée rebelle. On emploie la chair de bœuf hachée et roulée en petites boulettes.

Dans la convalescence d'une diarrhée prolongée, ou d'une maladie inflammatoire de l'intestin, la plus grande prudence doit être observée, quant à la nourriture de l'enfant. Elle sera d'abord liquide. Ce sera de bon lait d'ânesse, de chèvre ou de vache; du bouillon de poulet dans lequel on peut délayer un jaune d'œuf; puis du bouillon de viande.

Certains médicaments comme l'eau de chaux, la poudre d'yeux d'écrevisse, le sous-nitrate de bismuth, sont inoffensifs, et je pourrais, sans danger, indiquer leurs doses et la manière de les administrer. Mais le moment où ils sont indiqués n'est pas toujours facile à saisir. Il vaut donc mieux ne les employer qu'après ordonnance.

Le sous-nitrate de bismuth donne aux selles une couleur noire. — Le calomel les rend quelquefois verdâtres. Ces colorations effraient souvent les parents, c'est pourquoi il est utile que le médecin les en avertisse.

Le flux intestinal simple est aigu ou chronique suivant que la cause de laquelle il résulte est temporaire ou persistante. Il en est de même pour la diarrhée liée à une maladie de l'intestin. Celle-ci est, en effet, aiguë ou chronique. Dans le premier cas, après des accidents plus ou moins graves, si l'enfant ne succombe pas, la guérison est assez rapide. Dans le second, la maladie de l'intestin est constitutionnelle et, en général, au-dessus des ressources de l'art. C'est alors que l'on voit, après un temps variable, l'amaigrissement devenir tel que les os se dessinent en entier sous la peau. La face est ridée, et le tout jeune enfant ressemble à un vieillard. Le ventre est tantôt ballonné, tantôt pâteux, et la paroi abdominale laisse quelquefois apercevoir le paquet intestinal parfaitement dessiné. Les forces disparaissent peu à peu, et l'enfant s'éteint dans le marasme.

Enfin, la diarrhée, catarrhale ou inflammatoire, aiguë ou chronique, est tantôt primitive, tantôt secondaire c'est-à-dire consécutive à une autre maladie.

Cette distinction est de la plus haute importance pour le médecin ; mais je ne puis que la signaler en passant, sous peine d'être entraîné à des considérations que ce livre ne comporte pas.

## De la Dyssenterie.

Dyssenterie n'est pas synonyme de diarrhée, comme le croient la plupart des gens du monde qui se servent indistinctement de l'une ou l'autre de ces dénominations.

La dyssenterie est une affection grave, caractérisée par des douleurs de ventre, des selles fétides, d'une odeur spéciale, causant du ténesme, sanguinolentes, ou semblables à de la raclure de boyaux, en général très-fréquentes, mais formées d'une petite quantité de matière. En même temps, il existe des symptômes généraux, de la prostration, de l'amaigrissement, et une grande altération des traits.

On en a observé des épidémies. Dans le nord, cette maladie est assez rare; mais, en Provence, nous observons souvent, pendant l'été, de véritables dyssenteries à peu près semblables à celles des adultes.

Les caractères que je viens d'indiquer serviront à faire reconnaître cette maladie. Le traitement en est fort difficile. L'ipéca et l'huile de ricin sont les remèdes que j'ai le mieux vus réussir. L'opium, en raison des précautions que son emploi exige dans l'enfance, et de la prostration déjà grande des petits malades, rend moins de services.

## Des Vomissements.

On ne peut appeler de ce nom la régurgitation d'un peu de lait non altéré qui a lieu chez les enfants bien portants lorsqu'ils tettent une bonne nourrice. L'estomac se débarrasse ainsi de ce qu'il a reçu de trop.

En dehors de cet acte purement physiologique, on doit diviser les vomissements en accidentels et symptômatiques.

Le vomissement accidentel peut dépendre :

D'un lait temporairement troublé par une émotion de la nourrice ;

D'un arrêt de la digestion causé par une impression de froid ou une frayeur ;

Dè l'ingestion d'un aliment malsain, d'un poison ;

Du séjour de l'enfant dans un appartement où brûle du charbon.

Le vomissement symptômatique comporte lui-même plusieurs divisions. Il est le symptôme :

D'une affection de l'estomac ;

D'une affection d'un autre organe ;

D'une maladie générale.

1° *Vomissement dans les maladies de l'estomac.*

Il peut avoir pour cause :

Une mauvaise alimentation, soit pendant l'allaitement, soit après le sevrage. Dans ce cas, il se produit une série d'indigestions qui amènent un état inflammatoire de l'organe, et, le plus souvent, en même temps, de tout le tube digestif.

Il peut provenir d'un état nerveux particulier de l'estomac, sorte de spasme qui l'empêche de conserver les aliments ; d'une hémorragie de l'estomac, de l'emploi imprudent de l'émétique, ou de la présence d'un ou plusieurs vers.

2° *Vomissement sympathique, ou provenant d'une maladie de quelque organe plus ou moins éloigné de de l'estomac.*

Il me suffira de citer, comme exemple, le vomissement qui a lieu assez souvent pendant le travail de la dentition, et qui coïncide avec la diarrhée ou alterne avec elle.

3° *Vomissement symptômatique d'une maladie générale.*

Il apparaît au début, pendant la maladie, ou à la fin.

Il a lieu très-souvent au début de la pneumonie, et presque toujours quelques heures avant l'éruption scarlatineuse.

On l'observe pendant le cours de la plupart des affections cérébrales, et dans les fièvres éruptives, lorsque l'éruption se fait mal ou disparaît après avoir commencé. A la fin des maladies graves, pendant la convalescence, il n'est pas rare de voir survenir des vomissements de matière bilieuse. Ils indiquent un état nerveux de l'estomac causé par la diète trop prolongée, et la nécessité de l'alimentation.

Cet état persiste parfois lorsqu'on donne des aliments, mais on en vient à bout au moyen de quelques toniques.

Les matières vomies sont de nature et d'aspect variables, suivant l'âge de l'enfant et la cause du vomissement.

L'enfant à la mamelle vomit du lait plus ou moins caillé, et, en général, d'une odeur aigre très-prononcée. Puis, lorsque l'estomac s'est vidé, si l'affection persiste, les matières rendues sont verdâtres, bilieuses.

Dans les cas d'hémorrhagie, le sang vomi est plus ou moins décomposé, suivant le temps pendant lequel il a séjourné dans l'organe. Le sang rendu par l'estomac, n'en provient pas toujours. Lorsqu'un enfant est pris d'un saignement de nez pendant son sommeil, le sang tombe dans l'arrière-gorge, et est avalé, puis vomi.

Ce fait a souvent lieu dans la fièvre typhoïde et peut donner lieu à des erreurs.

Enfin, on peut trouver dans les matières vomies : des vers, des substances vénéneuses, des corps étrangers.

Lorsque l'on connaît la cause du vomissement, la première indication est de la supprimer. Si l'alimentation paraît mauvaise, il faut modifier le régime ; si le lait de la nourrice est défectueux, il faut l'améliorer, ou, si l'on n'y peut parvenir, changer de nourrice. Si l'enfant a eu froid, l'application d'une ceinture de flanelle, quelques frictions avec des linges chauds, feront cesser les vomissements. En même temps, on enveloppera les pieds de flanelle ou de coton. Dans le cas d'empoisonnement par les gaz que dégage le charbon, on met l'enfant au grand air, on lui bassine les tempes d'eau vinaigrée, et on lui donne pour boisson un peu d'eau acidulée.

Les vomissements dus à un état nerveux, spasmodique de l'estomac, soit spontané, soit développé sous l'influence du travail de la dentition, sont assez souvent arrêtés par l'application d'un emplâtre de thériaque. Dans un âge plus avancé, on combat cette disposition de l'organe au moyen de boissons aromatiques, toniques et légèrement amères, comme la camomille prise en infusion le matin à jeun, ou le sirop d'écorce d'oranges.

Dans le cas où l'on soupçonne un empoisonnement, au lieu de chercher à arrêter les vomissements, il faut les favoriser s'il y a peu de temps que la substance toxique a été avalée. Trop fréquemment on voit de pareils accidents produits par des jouets coloriés que l'enfant a sucés, et principalement par la peinture verte.

Comme les vomissements dépriment très-vite les forces, comme ils peuvent annoncer le début d'une maladie grave, il ne faut jamais les négliger.

## De la Dentition.

La formation des germes dentaires, leurs rapports entre eux et avec les os maxillaires, leur transformation progressive en corps durs, constituent une étude très-intéressante; mais je crois devoir m'occuper seulement ici de l'éruption des dents, et des phénomènes qui l'annoncent ou l'accompagnent, et dont la connaissance est, en pratique, d'une bien plus grande utilité.

Il n'est aucun sujet sur lequel le médecin soit plus souvent questionné par les mères de famille, et sur lequel, par conséquent, il soit plus nécessaire de leur fournir des données positives.

Si ce chapitre n'avait pour but que de satisfaire une curiosité légitime, ce serait déjà un motif suffisant pour l'écrire; mais il a encore sa raison d'être dans la nécessité de combattre des croyances erronées, des préjugés absurdes, et des pratiques inutiles ou dangereuses.

Les dents sortent par groupes, dans l'ordre suivant :

Les incisives ;

Les premières molaires :

Les canines ;

Les secondes molaires.

Les incisives sont au nombre de huit; quatre médianes, et quatre latérales. Les médianes apparaissent les premières, à l'âge de six ou huit mois. Cette époque est un peu variable, suivant les climats.

De ces quatre premières dents, celles de la mâchoire inférieure se montrent d'abord; puis celles de la mâchoire supérieure.

Vers le dixième mois, les incisives latérales sortent, et l'éruption de ce groupe commence tantôt par la mâchoire inférieure, tantôt par la supérieure, plus souvent par celle-ci, comme l'a fait remarquer avec raison le docteur Bouchut. Du douzième au quinzième mois, les premières molaires, au nombre de quatre, percent la gencive.

Du quinzième au vingtième mois, a lieu l'éruption des quatre canimes.

A la fin de la deuxième année, ou au commencement de la troisième, à ces seize dents s'ajoutent quatre autres molaires, vulgairement appelées dents de deux ans, et la première dentition est terminée.

Telle est la loi générale, mais elle présente de nombreuses irrégularités quand à l'ordre des éruptions et au temps où elles ont lieu.

*Irrégularité dans les époques.* — Les premières dents peuvent être tardives ou précoces. Beaucoup d'enfants, à dix mois, en sont encore dépourvus. D'autres fois on voit paraître les incisives médianes à six mois et même plus tôt. Enfin on a vu des enfants naître avec des dents, comme Louis XIV et Mirabeau.

Lorsque le premier groupe est tardif, la dentition se termine en général après l'époque habituelle.

Ces irrégularités sont compatibles avec la santé, mais souvent elles sont sous la dépendance d'un état de maladie.

L'existence des dents à la naissance ou leur excessive précocité ne prouve pas que l'enfant soit très vigoureux. Ces dents, surtout dans le premier cas, sont très-superficiellement implantées et tombent très-vite, aussitôt que l'os de la mâchoire se développe.

*Irrégularité d'ordre.* — Les incisives médianes supérieures paraissent quelquefois les premières, anomalie de funeste présage, suivant les bonnes femmes;

mais cette croyance est erronée, et l'auteur du présent livre en est lui-même la preuve.

Les canines sont parfois précédées par les secondes molaires, et sortent les dernières.

Dans chaque groupe, l'éruption des quatre dents est successive, ou bien scindée en deux temps, ou bien encore trois dents sortent, et la quatrième se fait attendre.

A ces deux ordres d'anomalie il faut ajouter l'absence complète de dents (on en a observé quelques exemples), l'existence de dents supplémentaires plus ou moins bizarrement situées, et enfin les vices de direction et de situation, lesquels, suivant la remarque de Billard, portent en général sur les canines, dont le germe est tardif, qui sortent les dernières, et peuvent être gênées ou dérangées dans leur développement.

Si un enfant robuste et bien constitué peut avoir une dentition tardive, sans cause appréciable, en général toute souffrance un peu prolongée, toute cause de débilitation retarde la sortie des dents, et le plus souvent on peut en accuser une alimentation mauvaise ou insuffisante ayant abouti au rachitisme.

Pour se rendre compte des indispositions et des accidents morbides plus graves qui dépendent de la dentition, il faut en examiner avec soin les phénomènes physiologiques.

L'éruption d'une dent, ou plutôt d'un groupe de dents, se fait en deux temps, en deux poussées. Elle se compose d'un travail préparatoire et de l'éruption

proprement dite. Le premier travail est le plus douloureux en général. Pendant qu'il a lieu la gencive se
tuméfie. Ses bords bien limités s'effacent, et il se produit une saillie qui s'élève au-dessus de la portion voi-
sine. Les bonnes femmes disent alors que l'enfant
*double ses gencives*.

Bientôt la dent se dessine à travers la gencive ; on
pourrait croire qu'elle va percer. Il n'en est rien. Elle
est encore séparée de la surface par une épaisseur de
tissu assez considérable. A ce moment le travail s'arrête, et la sortie de la dent peut se faire attendre
quinze jours, un mois, ou davantage. Pendant ce
temps, la bouche est chaude, une salive abondante
s'en échappe, les joues sont chaudes, colorées, quelquefois très-rouges ; l'enfant est inquiet, grognon ; de
temps en temps il crie; il machonne, mord ses doigts,
et, s'il tette, il lui arrive souvent de lâcher tout à coup
le mamelon ou de le mordre.

Les mêmes phénomènes se reproduisent au moment
où les dents vont sortir. Chez beaucoup d'enfants ils
passent inaperçus, tant ils sont peu prononcés ; mais
chez d'autres la douleur est très-vive lorsque la gencive est sur le point d'être percée.

Chaque période de travail est séparée de la suivante
par un intervalle de repos qui peut être de plusieurs
mois; mais il arrive souvent que la sortie d'un groupe
de dents est accompagnée ou suivie de très-près par le
travail préparatoire d'un autre groupe, circonstance
très-importante à noter, au point de vue du sevrage,

parce qu'elle oblige à le reculer jusqu'au moment où l'enfant a toutes ses dents.

Tel est le travail physiologique. Mais cette description est malheureusement incomplète pour un grand nombre de cas, les phénomènes précédemment énumérés devenant presque toujours la cause d'accidents morbides que nous allons passer en revue.

Ces accidents sont passagers ou prolongés, isolés ou réunis; ils ont lieu à chaque éruption, ou seulement à l'occasion de la sortie de certains groupes.

Au premier rang il faut citer : comme fréquence, la diarrhée; comme gravité, les convulsions.

Les autres phénomènes morbides qu'on observe pendant la dentition sont : les vomissements, la toux, le rhume de cerveau (coryza), les éruptions à la peau, l'inflammation de la bouche, l'assoupissement, le spasme nerveux généralisé.

L'inflammation de la bouche est caractérisée par une rougeur plus ou moins intense de la cavité buccale, avec chaleur et douleur. L'exploration de la bouche devient alors difficile, à cause de la résistance de l'enfant. Cet état inflammatoire peut amener la formation d'aphthes, d'ulcérations. Chez quelques enfants la langue, pendant chaque période de travail, est superficiellement ulcérée, même lorsque l'inflammation de la bouche est presque nulle. Cet accident est sans gravité ; on le guérit avec un peu de miel rosat. Lorsqu'il s'est formé des aphthes, le même moyen réussit, mais il faut ajouter du borax (borate de soude au miel rosat. S'il n'y a que de la rougeur, on mouille souvent la bouche avec des décoctions émollientes, comme un mélange de mauve et de miel porté sur la langue et les gencives avec un pinceau ou le doigt enveloppé d'un linge trempé dans ce liquide. Quand la douleur est intense et qu'il y a menace d'accidents nerveux, il faut, quoi qu'on en ait dit, recourir à des topiques plus actifs. Dans un cas de ce genre, j'ai réussi à calmer la douleur en portant sur les gencives une décoction de pavot, mais il faut des précautions. On trempe un doigt entouré de linge dans le liquide, et on frotte doucement, en ayant soin de ne pas trop mouiller le linge, de façon à ce que l'enfant n'avale point d'eau de pavot; ou du moins que la quantité avalée soit insignifiante. Du reste, on doit cesser aussitôt que la douleur paraît un peu calmée. Ainsi employé, ce moyen me paraît sans danger, et d'ailleurs, celui que court l'enfant, si on laisse son état se prolonger, est bien autrement grave.

On peut se procurer dans les pharmacies anglaises un liquide assez efficace pour calmer la douleur des gencives. J'en ignore la composition. Il a une odeur de safran assez prononcée, et sa couleur est rougeâtre. Je l'ai employé avec succès; on peut s'en servir plusieurs fois dans la journée. Il faut tremper l'extrémité de l'index dans cette préparation, et frotter les points douloureux pendant quelques instants. Ce procédé me paraît préférable au pinceau, que l'enfant repousse trop facilement. De plus, la friction s'ajoute à l'action du médicament, et paraît être calmante par elle-même, comme les adultes ont bien souvent occasion de l'éprouver sur eux lorsque, la gencive étant douloureuse autour d'une dent malade, ils font momentanément cesser la douleur en exerçant une pression un peu forte.

Une figue sèche, un bâton de racine de guimauve qu'on donne à mâcher humectent la gencive et occupent l'enfant. On les emploiera de préférence à l'ivoire, au verre et au bois, qui sont trop durs, et que, d'ailleurs, l'enfant repousse aussitôt que ses gencives sont douloureuses.

Mauriceau raconte que, de son temps, les bonnes femmes, pour favoriser la sortie des dents, frottaient les gencives avec du lait de chienne, de la cervelle de lièvre ou de cochon, et suspendaient au cou des enfants une dent de vipère. Je laisse à juger de l'efficacité probable de semblables moyens.

Le nez et la gorge participent, chez quelques enfants, à l'inflammation de la cavité buccale ; de là le coryza et la toux. Quelquefois, pendant le sommeil, la mucosité nasale tombant dans la gorge, détermine un accès de toux ; celle-ci est laryngée ; elle ne vient pas de loin ; sèche au début, nerveuse, parfois incessante et fatigante à entendre, elle devient ensuite un peu plus grasse ; alors quelques mucosités filantes, glaireuses se forment dans la gorge. L'enfant, qui ne sait pas cracher, s'en débarrasse difficilement, et souvent leur présence provoque le vomissement.

Le rhume de cerveau ne demande aucun soin particulier. On pourra pourtant couvrir la tête d'un bonnet pendant la nuit ; encore devra-t-on s'en absteni
s'il existe quelque signe de congestion cérébrale.

En même temps que le rhume de cerveau, on voi
quelquefois survenir un peu de rougeur et d'inflammation des yeux. Cet accident est sans importance, e
d'ailleurs assez rare.

La toux doit être surveillée ; on la combattra pa
des sirops simples. Mais si elle devient plus profonde
s'il y a une véritable bronchite, ou si les mucosités de
l'arrière-gorge sont trop abondantes et se détachen
difficilement, on pourra être forcé de recourir au sirop d'ipécacuanha.

En dehors des *vomissements* dus à une action mé-
canique dont je viens de parler, on en observe qui
paraissent liés à une sorte d'état sympathique de l'estomac. Tantôt ils existent seuls, tantôt ils paraissent en
même temps que la diarrhée, ou la précèdent, ou bien
encore la remplacent lorsqu'elle est supprimée. L'enfant rend d'abord le lait qu'il a pris, et assez souvent,
une fois l'estomac vidé, le vomissement cesse, pour recommencer après un autre repas. D'autres fois, après
le lait, l'enfant vomit un liquide jaunâtre, bilieux.

Quand les vomissements sont rares, l'enfant n'en
souffre guère ; mais, s'ils se répètent, une dépression
rapide des forces a lieu, avec un prompt amaigrissement. La face pâlit, les yeux sont cernés, languissants.
L'enfant pousse des cris à chaque vomissement, puis

des gémissements plaintifs ; sa tête reste penchée ; il refuse souvent le sein.

A part quelques exceptions, cet accident est en général de courte durée, il se prolonge rarement au delà de vingt-quatre ou quarante-huit heures. S'il dure davantage, un traitement actif est nécessaire ; mais on évitera souvent d'être forcé d'en venir à des moyens plus sérieux, si l'on a soin, dès que l'enfant a vomi plusieurs fois, de lui appliquer au creux de l'estomac un emplâtre de thériaque large comme la paume de la main. Ce remède bien simple réussit à merveille dans un grand nombre de cas.

Lorsque les vomissements apparaissent après la suppression de la diarrhée, ce qui a lieu assez fréquemment, surtout si cette suppression a été brusque, il n'y a pas à hésiter, il faut rappeler le flux intestinal, non point à l'aide de purgatifs donnés par la bouche, à cause de l'état de l'estomac, mais au moyen de lavements laxatifs, composés d'eau de mauve, additionnée de miel ou d'huile. S'ils ne suffisent pas, on les rendra purgatifs en y dissolvant un peu de sulfate de soude.

J'ai rencontré des enfants chez qui cette alternance entre la diarrhée et les vomissements se reproduisait à chaque éruption dentaire. La diarrhée commençait, puis se supprimait, sans médication, et, après un jour sans selles, les vomissements survenaient.

Les enfants qui travaillent aux dents ont presque tous la *diarrhée* ; rarement ils vont à la selle comme d'habitude : plus rarement encore ils sont constipés.

Chez quelques-uns on observe la diarrhée dans une période de travail, et la constipation, dans la suivante.

La diarrhée est en général un simple flux intestinal, sans douleur de ventre. Mais si elle se prolonge trop, elle affaiblit l'enfant, le rend très maigre, et enfin peut se transformer en maladie inflammatoire de l'intestin (entérite), ou bien devenir chronique.

Les selles sont souvent très nombreuses et de nature variable, depuis la matière crêmeuse, jaune, homogène, premier degré du flux, jusqu'aux déjections vertes, séreuses, très-fluides et même sanguinolentes.

Faut-il guérir la diarrhée de la dentition ? C'est là une grave question. La réponse est subordonnée à des considérations importantes. Il faut, en effet, tenir compte de la fréquence des selles, de leur nature, de l'état de l'enfant.

On peut poser comme principe général qu'un flux intestinal modéré, borné à trois ou quatre selles par jour, chez un enfant robuste, doit être respecté, surtout si dans une précédente période de travail il y a eu, en l'absence de la diarrhée, des symptômes de congestion du côté du cerveau ou des vomissements. Mais chez un enfant chétif ou déjà affaibli par quelque maladie, on doit moins négliger ce symptôme, et au lieu de le respecter pendant quelques jours, il faut presque aussitôt l'arrêter, ou tout au moins l'atténuer autant que possible. On pourra facilement le rappeler s'il est remplacé par un accident plus grave. Si la diarrhée, même chez un enfant robuste, persiste plus d'une ou deux semaines, s'il y a un notable amaigrissement, et si les selles sont très-abondantes ou de mauvaise nature, il faut se décider à faire cesser cet état, mais avec précaution, pour éviter une suppression trop brusque. Il va sans dire que cette décision·est trop délicate pour être de la compétence des mères.

En résumé, entre l'opinion de ceux qui pensent que la diarrhée de la dentition est obligatoire et doit toujours être respectée, et celle qui déclare que cet accident doit être arrêté tout de suite, la vérité est dans le juste milieu et dans la conduite prudente que je viens de tracer.

Comme les autres diarrhées, celle-ci tient quelquefois uniquement à une mauvaise alimentation. Il suffit souvent de supprimer tout aliment solide, et de ne donner que du lait pour faire cesser le flux intestinal.

Il n'est pas rare de voir le lait de la nourrice devenir mauvais pour l'enfant, alors même que ce lait lui a réussi jusqu'à ce moment.

Il faut, dans ce cas, modifier le régime de la nourrice suivant la constitution de l'enfant. Quelquefois l'abus du vin y est pour quelque chose ; on y veillera. Malgré toutes les modifications de régime imaginables, on a vu des nourrices et même des mères obligées de renoncer à l'allaitement, et les accidents cesser au moyen du lait de chèvre ou de vache, auquel on ajoute de l'eau de chaux, s'il existe une diarrhée rebelle ou des vomissements.

L'*Assoupissement* est un accident assez grave lorsqu'il est prononcé. Mais on observe assez fréquemment un certain degré de somnolence à la suite des
crises de douleur, et un abattement qui dure quelques
heures. Cet état se dissipe spontanément. L'enfant
s'endort enfin, et, à son réveil, l'expression de fatigue
a disparu de ses traits. Il reste ainsi assez dispos et
content jusqu'à ce qu'une nouvelle crise donne lieu
aux mêmes symptômes.

Si l'assoupissement est plus prononcé, il est nécessaire de s'en préoccuper et de faire cesser l'état de congestion cérébrale qui le cause. Elle peut être spontanée ou bien provenir de la constipation. Un purgatif
est indiqué dans le dernier cas.

Quelle que soit la cause de la somnolence, il faut
appeler le sang vers les extrémités inférieures, qu'on
trouve souvent froides. On y parvient à l'aide d'enveloppes de laine ou de coton, et si l'on ne réussit pas
ainsi, il faut recourir à des cataplasmes vinaigrés ou
à des sinapismes. Enfin une émission sanguine obte-
nue par l'application d'une sangsue derrière chaque
oreille peut être nécessitée par l'agravation de l'état
congestif. Ce moyen devra être employé avec une excessive prudence.

Le *spasme nerveux généralisé* est un état morbide
dans lequel tout le système nerveux est surexcité, sans
que cependant il se produise des convulsions. Dans cet
état l'enfant grince des dents, la bouche est grimaçante, et pendant le sommeil, d'ailleurs difficilement

btenu, l'expression de la face est sardonique. Les
bras sont agités d'un tremblement continuel qui occupe tantôt les deux côtés, tantôt un seul Les doigts
sont crispés, et il faut employer une certaine force
pour les étendre. Cet état est extrêmement pénible à
voir.

Les *convulsions* dépendent d'une excitation nerveuse
excessive ou d'une congestion sanguine du cerveau.
Elles constituent, comme je l'ai dit, le plus grave des
accidents de la dentition. Cependant, comme la cause
qui les produit, la douleur, n'est pas continue, elles
présentent en général un caractère intermittent qui en
diminue la gravité. Plus l'intervalle entre chaque convulsion est considérable, moins on doit concevoir de
craintes, surtout si dans cet intervalle l'enfant reprend
un calme complet. Il ne faut pourtant pas perdre de
vue qu'une seule convulsion intense et prolongée peut
occasionner la mort.

Les convulsions laissent quelquefois après elles des
paralysies plus ou moins étendues et d'une persistance
variable, accompagnées ou non de contracture, avec
déformation des membres.

Les moyens médicaux employés contre les convulsions (antispasmodiques donnés par la bouche ou en
lavement, sangsues derrière les oreilles, sinapismes,
vésicatoires) sont plutôt efficaces pour prévenir un
nouvel accès que pour le faire cesser au moment où il
a lieu.

Le meilleur calmant des accidents nerveux, c'est le

bain tiède, répété au besoin plusieurs fois dans la journée et pendant un temps plus ou moins long Lorsque les accidents sont sérieux, on ne doit point être arrêté par la toux et la diarrhée. Cette toux est en général occasionnée par quelques mucosités glaireuses séjournant dans l'arrière-gorge, et n'indique aucune lésion grave des organes respiratoires. Si cependant il existait réellement de la bronchite et si le temps était très-froid, il faudrait êttre plus réservé sur l'emploi de ce moyen. On aura soin, d'ailleurs, de faire prendre le bain dans une chambre suffisamment chaude et de bien envelopper l'enfant à sa sortie de l'eau.

Je dois dire quelques mots d'une petite opération, au sujet de laquelle les opinions sont très divergentes, c'est l'incision de la gencive qui recouvre la dent près de sortir.

Ambroise Paré l'a préconisée; il l'a pratiquait sur ses enfants.

Boerhaave la conseille.

Smellie et Underwood en étaient partisans, ainsi que le plus grand nombre des médecins anglais.

Sauvage, Mauriceau, Gardien l'ont recommandée.

Aujourd'hui les uns la prônent, les autres la rejettent. Ceux-ci la considèrent comme inutile et même dangereuse. Ils disent que la gencive se cicatrise et devient alors beaucoup plus dure à percer.

D'où provient cette divergence d'opinion? A mon avis, de ce que le moment opportun pour pratiquer cette opération n'a pas toujours été bien saisi. Van-

Swieten a bien précisé les conditions de réussite en montrant que, pratiquée trop tôt, l'opération est inutile, peut-être nuisible ; tandis que, si le moment est favorable, on obtient un bon résultat. Billard, dans son *Traité des maladies des enfants*, approuve cette manière de juger la question.

Dans un cas cité par Van-Swieten, où la dent ne sortit que huit mois après l'incision, il y eut évidemment de la part du praticien une précipitation maladroite. Il faut attendre que la gencive soit tendue sur la dent près de sortir, et que l'épaisseur du tissu soit assez peu considérable pour qu'aussitôt après l'opération la dent reste à nu entre les deux lèvres de l'incision.

Gardien raconte, d'après Baumes, l'histoire d'un enfant qu'on avait déjà enseveli. Le médecin, curieux de savoir pourquoi les dents n'avaient pu sortir, incisa largement les gencives de ce prétendu mort. L'enfant, un instant après, ouvrit les yeux et fut sauvé. Ce cas ne prouve-t-il pas suffisamment l'utilité de cette opération faite en temps opportun ? Je l'ai pratiquée avec succès sur un enfant qui présentait des symptômes nerveux alarmants, et, dernièrement encore, sur mon fils, dans les mêmes circonstances. Immédiatement après l'opération le calme s'est établi et les cris ont cessé.

Une incision simple peut suffire pour les incisives et les canines ; mais il vaut mieux, dans tous les cas, qu'elle soit cruciale. Quelques heures après on écarte avec l'ongle les lèvres de l'incision pour s'opposer à

15

leur recollement, et l'on renouvelle cette manœuvre de temps en temps, jusqu'à ce que la pointe de la dent soit bien dégagée. La mère peut se charger de cette besogne.

Lorsqu'on incise la gencive, il s'écoule quelques gouttes de sang, et cet écoulement est salutaire. Dans quelques cas fort rares, il y a une véritable hémorragie. Il suffit d'en être prévenu pour y veiller; et c'est un motif pour pratiquer cette petite opération pendant le jour plutôt que pendant la nuit.

Les *éruptions* à la peau qui surviennent pendant la dentition, et qu'on nomme feux de dents, peuvent revêtir des formes variables. Chez presque tous les enfants la peau des joues est semée de petits boutons rouges qui soulèvent l'épiderme et en rendent la surface rugueuse. Ces éruptions ne réclament aucun soin particulier.

Quelquefois l'apparition de croûtes de lait à la face (*impetigo*) fait cesser la diarrhée.

Les accidents de la dentition peuvent emprunter une gravité plus grande aux circonstances dans lesquelles ils apparaissent. Ainsi le travail amène de grands dangers lorsqu'une maladie aiguë vient le compliquer.

L'influence des saisons a été diversement appréciée. Hippocrate a insisté sur la facilité plus grande de l'éruption des dents pendant l'hiver.

Quelques auteurs ont soutenu l'opinion contraire. Il se peut que les rigueurs de l'hiver dans les pays septentrionaux soient nuisibles, mais l'assertion d'Hippocrate est vraie pour la Provence. Les mois de juin, juillet, août y sont très dangereux pour les enfants qui percent leurs dents. Sous l'influence de la diarrhée, de la dyssenterie, des vomissements et des convulsions, la mortalité est effroyable dans certaines années, et il est nécessaire, pendant les grandes chaleurs, de transporter les enfants à la campagne, si l'on ne veut courir le risque de les perdre.

La dentition est-elle, comme on l'a dit, plus difficile chez les garçons que chez les filles ? Le fait ne semble pas prouvé.

C'est une opinion populaire, et vraie pour la plupart des enfants, que l'éruption la plus douloureuse et la plus longue est celle des canines. Il est facile de s'en convaincre chez les enfants qui travaillent à ces dents entre quinze et vingt mois. Mais ceux chez qui la dentition est plus tardive la supportent en général plus facilement, en raison de leur développement physique et des distractions plus nombreuses qu'ils peuvent se donner.

Les deuxièmes molaires percent la gencive sans douleurs bien vives, et le plus souvent sans accident. Cependant il n'en est pas toujours ainsi.

A l'âge de sept ans, les vingt dents de la première dentition commencent à tomber ; elles sont peu à peu remplacées, comme chacun sait, et de plus, huit grosses molaires apparaissent. Les quatre premières peuvent sortir dès la cinquième année. Les quatre dents situées tout à fait au fond de la bouche, et nommées dents de sagesse, ne se montrent qu'à l'âge de la puberté et manquent chez quelques individus.

Cette seconde dentition est définitive. Cependant on a observé quelquefois une troisième dentition dans un âge avancé, phénomène malheureusement bien rare.

Le remplacement des dents de lait par celle de la dentition définitive se fait en général sans troubler la santé et sans grandes souffrances. La dent qui pousse fait tomber l'autre que l'enfant laisse quelquefois dans un morceau de pain.

Cependant chez quelques enfants la chute des dents de lait est difficile, et la dent qui pousse, trouvant un obstacle trop fort, peut être déviée de sa direction naturelle.

On a observé quelques cas dans lesquels la nouvelle dentition a donné lieu à des symptômes assez graves, tels qu'un toux fatigante, de l'amaigrissement, de la fièvre; mais ce sont des exceptions.

Beaucoup de parents s'imaginent qu'il faut faire place aux dents nouvelles et arracher les premières. Telle n'est pas l'opinion des dentistes, et fort heureusement les enfants sont de leur avis. Il en est pourtant qui, pour faire acte de courage ou gagner quelque récompense, passent des journées entières à tirer snr leurs dents au moyen d'un bout de fil. Il ne faut point encourager cette persévérance. Les dents de lait ne doivent être enlevées que si elles opposent aux nouvelles un obstacle trop résistant. C'est une question d'opportunité assez délicate, et les enfants qui changent leurs dents doivent être souvent examinés par un dentiste habile.

Outre la résistance trop grande qui arrête le développement de la dent nouvelle, quelques autres conditions peuvent rendre nécessaire l'avulsion des dents de lait. Ainsi elle peut être nécessitée par le mauvais état des dents molaires, cause de douleurs ou de fétidité de l'haleine, ou bien par la conformation des restes d'une dent cassée, dont la pointe blesse la langue. Ces cas exceptés, il faut laisser agir la nature.

A mesure que le germe des nouvelles dents se développe, la racine des dents de lait est usée peu à peu et finit par disparaître presque entièrement au moment où les dents définitives sont sur le point de paraître. Le volume considérable des racines rend douloureuse l'avulsion prématurée des dents de lait ; mais elle présente encore d'autres inconvénients plus sérieux, quoique, à vrai dire, les enfants trouvent celui-là bien suffisant. En effet, si les dents de lait ont été arrachées trop tôt, les dents qui poussent, lorsqu'elles sont isolées, sont sujettes à s'incliner en dedans ou en dehors, en avant ou en arrière, sous l'influence de la mastication. Ce phénomène est incontestable. Il se produit même chez les adultes lorsqu'une dent reste isolée par l'avulsion de ses voisines.

A côté de la dent nouvelle, s'il en paraît une autre ces deux dents s'écartent plus qu'il ne convient quand elles trouvent la place libre, et, à mesure que la dentition se complète, les dernières venues n'ayant plus où se caser sont forcées de sortir en avant ou en arrière de leur place naturelle. Tel est fréquemment le sort des canines, quelquefois si mal placées, si saillantes en avant, que, pour les repousser en arrière, il faut leur faire une place en enlevant la première molaire.

Enfin, dans certains cas, le germe de la dent nouvelle contracte avec les racines de la dent de lait des connexions assez intimes pour qu'on s'expose à arracher en même temps l'un et l'autre. Sur une pièce qu'a bien voulu me montrer un habile dentiste, M. Mérigot, cette disposition était très marquée. Le germe d'une molaire était complètement embrassé par les crochets radicaux de la dent de lait, et ne pouvait manquer d'être arraché avec celle-ci. Cette disposition est certainement rare; mais encore ne doit-on pas oublier qu'elle peut se présenter.

Les premières dents étant destinées à tomber spontanément, la règle est de laisser la nature faire son œuvre, sauf certains cas que j'ai indiqués.

---

### Du Muguet.

Le muguet, appelé aussi millet ou blanchet, est une maladie caractérisée par de petits points blancs qui se montrent à la partie interne des lèvres et des joues , sur la langue et au palais , et qui d'abord disséminés et semblables à des grains de semoule , se réunissent ensuite et constituent des plaques plus ou moins étendues.

Cette affection se développe dans les premiers mois de la vie. Lorsqu'elle apparaît plus tard, elle n'est pas primitive ; c'est alors un accident secondaire qui vient compliquer quelque fièvre grave ou quelque maladie chronique.

Le muguet est une affection légère ou sérieuse, suivant les conditions dans lesquelles il se montre. Dans les hôpitaux d'enfants trouvés il fait presque constamment de grands ravages. La lésion s'étend à une plus ou moins grande partie du tube digestif, et donne lieu à des symptômes graves, fièvre, diarrhée, vomissements.

Chez les enfants élevés dans leurs familles, le muguet reste localisé dans la bouche et ne présente aucun danger. La bouche est un peu chaude. L'enfant exécute avec ses lèvres et sa langue des mouvements comme pour se débarrasser d'un corps étranger. Si une des plaques blanches est détachée par le frottement, on aperçoit une surface saignante.

Le muguet est occasionné par une mauvaise alimentation, par l'emploi d'un biberon malpropre. La cause en reste souvent inconnue.

Cette maladie présentant quelque danger de contagion , on évitera de faire usage d'une cuiller ou d'un verre ayant servi à un enfant qui en est atteint.

On a reconnu que le muguet a pour principal élément une espèce de champignon *(Oïdium albicans)*, et que la bouche des enfants qui en sont affectés est acide. Il est bien rare qu'il n'existe pas en même temps une inflammation plus ou moins intense du tube digestif.

Le traitement du muguet est fort simple. Si la cause en est connue, il faut la faire cesser avant tout. Après quoi on viendra facilement à bout de la maladie, au moyen de quelques décoctions émollientes, avec lesquelles on mouillera souvent la bouche, ou mieux encore, par un mélange à parties égales de miel rosat et de borax porté sur les points malades avec un pinceau ou avec le doigt.

## De l'Ophthalmie des nouveau-nés.

Dans les établissements hospitaliers où beaucoup d'enfants sont agglomérés, on voit souvent des ophthalmies graves, tantôt isolées, tantôt épidémiques. L'inflammation est purulente et compromet la vue. Mais en ville cette maladie est assez rare pour que je puisse me dispenser de la décrire. Peu de nouveau-nés cependant échappent à une légère inflammation oculaire, vulgairement appelée coup-d'air, et occasionnée

par la première sortie ou par la cérémonie du baptême. Tantôt un seul œil est pris, tantôt les deux
yeux. Il y a du larmoiement; les paupières, légèrement tuméfiées, se trouvent, au réveil, collées par une
mucosité jaunâtre. Le globe de l'œil reste sain, ou devient à peine un peu rouge.

Cette petite inflammation disparaît en quelques
jours par des moyens simples. Des lavages à l'eau de
mauve, quelques lotions d'eau blanche légère, d'eau
de rose ou de plantain suffisent pour la guérir. Le remède le plus simple et qui réussit très bien c'est le lait
de la nourrice, dont on fait couler plusieurs fois par
jour quelques gouttes sur l'organe malade.

---

## Des Convulsions.

Je me bornerai à donner une idée générale des convulsions, dont l'étude est très-complexe et très-difficile. J'indiquerai seulement les conditions différentes
dans lesquelles elles se produisent, conditions qui en
modifient le caractère, la durée et la gravité.

Les convulsions doivent être divisées en essentielles
et symptômatiques.

Les premières sont indépendantes d'une lésion des
centres nerveux, et se manifestent brusquement au

milieu d'un état de santé parfaite, ou bien sous l'influence d'une maladie de quelque organe, par une sorte de sympathie.

Les secondes, au contraire, sont liées à une maladie du cerveau.

Comme exemple des premières, je citerai les convulsions qui se produisent chez un enfant à la mamelle après une émotion de la nourrice, ou par suite de la douleur provoquée par une épingle qui perce la peau. J'ai déjà parlé des convulsions sympathiques observées pendant le travail de la dentition.

Il est souvent difficile de déterminer si les convulsions dépendent ou non d'une lésion cérébrale, et lorsqu'un enfant est pris d'un premier accès, on est quelquefois incertain sur la cause qui le produit. Ainsi, pendant le travail de la dentition, la convulsion peut résulter de la douleur et de l'excitation nerveuse qu'elle amène; mais il peut exister simultanément quelque maladie du cerveau, véritable cause de l'accès convulsif.

Les convulsions symptômatiques présentent elles-mêmes des caractères un peu différents, suivant qu'elles sont le symptôme d'une maladie aiguë ou chronique du centre nerveux.

Les phénomènes qui caractérisent l'accès seront facilement reconnus. La fixité du regard, puis les mouvements des yeux et des membres, la salive écumeuse qui s'échappe des lèvres, la coloration violacée de la face ne sont ignorés de personne.

Les gens du monde savent aussi que les manifestations extérieures de la convulsion peuvent être à peu
près nulles, et que l'enfant succombe quelquefois à
des accidents de nature évidemment spasmodiques,
auxquels le bon sens du public a donné le nom de
convulsion interne.

La science a appliqué d'autres dénominations à
cette maladie ; mais celle de convulsion interne, con-
servée par quelques auteurs, me semble la meilleure ;
car si elle ne désigne pas bien le siége du spasme,
elle indique au moins le caractère sensible et domi-
nant de cette affection.

C'est bien, en effet, une convulsion interne. Elle
paraît avoir pour siége les organes respiratoires, et
elle présente comme symptôme principal un trouble
des mouvements de la respiration, pendant lequel la
poitrine est presque immobile ou animée seulement
de petites secousses convulsives donnant lieu à une
sorte de sifflement ou de bruit analogue au hoquet.
Pendant ce temps, la tête est fortement rejetée en arrière, les yeux sont saillants, la face violacée, le cou
gonflé, les membres raidis.

Il est rare que la convulsion externe (éclampsie),
s'ajoute à la convulsion interne, c'est-à-dire que les
membres soient pris de mouvements violents.

L'accès a lieu tout à coup, ou bien est précédé d'un
peu de malaise. Lorsque l'enfant a déjà eu des convulsions, il est possible, d'après ce malaise, de prévoir
qu'un nouvel accès va survenir. Mais les phénomènes

précurseurs ne sont pas assez caractéristiques pour qu'on puisse reconnaître l'imminence d'un premier accès.

L'attaque de convulsions , qu'elle se termine par la guérison ou par la mort, peut être unique. Cependant ce cas est assez rare.

L'accès se compose des symptômes initiaux , d'une période plus ou moins longue, pendant laquelle l'état convulsif est à son maximum d'intensité, et d'une période de décroissance , après laquelle tout rentre dans l'ordre , si l'accès est unique ou ne doit reparaître qu'après un temps de repos assez long. Mais souvent la décroissance n'est que momentanée ; les mêmes phénomènes reparaissent, et l'accès présente ainsi une ou plusieure reprises.

La durée d'un accès peut n'être que de quelques secondes ; elle dépasse rarement une demi-heure.

L'intervalle de repos qui sépare les accès varie beaucoup. Il peut être de quelques minutes, quelques heures, ou plusieurs mois, suivant la cause qui les fait naître.

Les accidents convulsifs sont l'épouvante des familles, et il faut convenir que le médecin lui-même, lorsqu'il assiste à un violent accès, ne peut s'empêcher d'en être impressionné.

Toutes les convulsions ne sont pas également dangereuses. La convulsion interne est surtout à redouter ; un seul accès, même très-court, peut donner la mort.

Les convulsions qui présentent le moins de danger sont celles qui dépendent d'une cause facile à reconnaître et à supprimer, comme une indigestion, une émotion violente de l'enfant ou de la nourrice, le séjour dans un appartement trop chaud, la compression produite par un maillot trop serré, ou la douleur causée par un corps piquant.

Le danger est subordonné à la durée de l'accès, à son intensité, et surtout à l'intervalle de repos qui sépare les accès ; plus ils sont rapprochés, plus le cas est grave.

Le traitement des convulsions peut être fort simple si la cause est connue, et de telle nature qu'on puisse agir contre elle efficacement. Dans le cas contraire, il est complexe et plein de difficultés.

Les émissions sanguines, les bains, les antispasmodiques de toutes sortes agissent bien plus contre l'accès prochain que contre l'accès actuel.

Lorsqu'un enfant est pris de convulsions, il faut immédiatement le transporter dans une chambre bien aérée ; examiner si aucune pièce de son vêtement n'est trop serrée, et même le déshabiller pour voir s'il n'est point blessé par quelque épingle.

Les convulsions indépendantes d'une maladie cérébrale, et se renouvelant plus ou moins fréquemment sans cause connue, ont quelquefois cessé par le changement de lieu, et particulièrement par le séjour à la campagne.

### De la Paralysie et de la Contracture.

La paralysie et la contracture d'un ou ou plusieurs membres sont quelquefois la suite des convulsions. Elles sont passagères et curables, ou définitives.

L'une et l'autre peuvent aussi se manifester sans convulsions, soit comme symptôme d'une affection cérébrale, soit comme maladie isolée. Dans le premier cas, si l'affection cérébrale est curable, la paralysie et la contracture disparaîtront avec elle ; mais malheureusement cette terminaison favorable est assez rare. Dans le second cas, le pronostic n'est pas ordinairement grave, car la paralysie est souvent rhumatismale et temporaire. Il en est de même de la contracture.

La paralysie rhumatismale est assez fréquemment due à une impression de froid. Elle affecte en général les membres inférieurs. Elle cède à l'application de vêtements chauds, à la flanelle et aux frictions excitantes ou calmantes, suivant qu'il existe ou non de la douleur.

On observe assez souvent à Paris, très-rarement en Provence, une contracture subite des mains et des pieds, qui paraît de nature rhumatismale ou liée à un état d'embarras des voies digestives. A Paris les adultes en sont atteints comme les enfants. Cette contracture est très douloureuse, et l'aspect d'un enfant atteint de cette maladie est digne de pitié.

Heureusement la durée du mal est assez courte ; il cède assez facilement à un purgatif et à des onctions e baume tranquille ou d'huile de camomille cambrée, après lesquelles on doit envelopper de ouate les xtrémités contracturées.

La contracture et la paralysie existent tantôt séparément, tantôt ensemble. Dans quelques cas elles se succèdent.

---

## De l'Impétigo ou croute de lait.

Cette maladie est constituée par des boutons pustuleux, en général rapprochés les uns des autres, auxquels succèdent des croûtes jaunes. Elle occupe tantôt la face, tantôt le cuir chevelu, ou tous les deux en même temps. Elle est aiguë ou chronique, et sa durée varie de quinze jours à plusieurs mois. Aiguë, elle constitue une affection très-simple qui guérit presque sans soins. Chronique, elle annonce une disposition constitutionnelle facheuse, le lymphatisme, et peut être assez rebelle.

Les croutes sont jaunes, épaisses, humides. Lorsqu'elles sont nombreuses, l'aspect de l'enfant est repoussant. Tantôt spontanément, tantôt (et c'est le cas le plus fréquent) parce que l'enfant se gratte, elles sont teintes de sang, et prennent une couleur brune. Lorsqu'elles tombent, on trouve à leur place une surface rouge, sans ulcération.

La maladie peut s'étendre aux paupières et aux yeux, et c'est là ce qu'il faut surtout empêcher.

L'impétigo de la face inquiète beaucoup les mères parce qu'elles craignent que l'enfant ne conserve des cicatrices. Il n'en est rien ; cette maladie ne laisse point de marques sur la peau.

L'impétigo du cuir chevelu se présente sous deux formes différentes que je n'ai pas besoin de décrire ici. Il préoccupe moins les parents qui se persuadent quelquefois que cette maladie doit être respectée. C'est un tort, car si on laisse les croûtes devenir épaisses, nombreuses, la tête prend une odeur fétide, les glandes du cou peuvent s'engorger et même suppurer, et la guérison est difficile à obtenir. Les cas de ce genre simulent quelquefois la teigne.

L'impétigo aigu de la face guérit au moyen de cataplasmes de fécule ou de pain, si l'on peut les maintenir, ou de lotions émollientes. On fait ainsi tomber les croûtes. Lorsque celles-ci sont sèches, peu épaisses, ou qu'il ne reste plus que la surface rouge qu'elles recouvraient, il suffit d'employer l'amidon en poudre.

L'impétigo chronique demande localement les mêmes soins, mais il nécessite en même temps un traitement par les amers, et ensuite par les toniques. Le sirop anti-scorbutique, les préparations de gentiane et de pensée sauvage sont utiles. Dans quelques cas il faut recourir à l'huile de foie de morue.

L'impétigo du cuir chevelu réclame avant tout de grands soins de propreté. On doit couper les cheveux très-courts, après quoi on fait tomber les croûtes au moyen de cataplasmes. Sur la tête il est facile de les maintenir. Si pourtant l'indocilité de l'enfant oblige à y renoncer, on les remplace par des lavages fréquents et des lotions émollientes. Celles-ci seront continuées après la chute des croûtes, et dans beaucoup de cas suffiront pour amener la guérison. En tenant ensuite la tête bien propre, on empêche la maladie de reparaître.

------

## De la Coqueluche.

La coqueluche est une maladie contagieuse caractérisée par des quintes de toux composées d'une série de secousses expiratrices que termine une inspiration violente et sonore après laquelle il y a en général une ou plusieurs reprises, en sorte que l'accès est constitué par une succession de quintes plus ou moins nombreuses, dont la dernière est suivie de l'expectoration d'une matière filante.

L'inspiration sonore qui termine la quinte ressemble au cri du coq. Il suffit de l'avoir entendue une fois pour reconnaître parfaitement la maladie.

La coqueluche parcourt trois périodes.

La première, qui dure une ou deux semaines, présente quelques-uns des symptômes qui annoncent la rougeole : le larmoiement, le rhume du cerveau ; l'enfant tousse, mais sans quintes.

Dans la deuxième, les quintes commencent. D'abord peu nombreux, les accès augmentent peu à peu d'intensité et de fréquence ; puis, après quelque temps d'état stationnaire, ils déclinent, et finissent par disparaître après avoir duré de quinze jours à un mois et plus.

Dans la troisième période, la toux reprend le caractère qu'elle avait dans la première.

Pendant l'accès, la face est congestionnée, violacée ; les yeux sont saillants, la langue sort de la bouche, la peau devient chaude et moite.

Dans la majorité des cas, les quintes disparaissent peu à peu ; une simple toux, sans secousses convulsives, persiste encore pendant quelques jours, et la maladie est terminée. Mais si la constitution de l'enfant est mauvaise, s'il y a chez lui imminence de phthisie, la coqueluche en est souvent le point de départ. Alors l'enfant, au lieu de reprendre des forces et de l'embonpoint, maigrit de plus en plus, et les signes de la tuberculisation pulmonaire prennent la place des symptômes de la coqueluche.

Pendant le cours de la maladie, des complications peuvent survenir. Les plus fréquentes sont les inflammations du poumon et les fièvres éruptives, principalement la rougeole. La modification brusque de la toux, qui cesse d'être quinteuse tout-à-coup, avertit qu'une complication va survenir ; et le doute n'est plus possible lorsque l'on voit survenir de la fièvre, car dans les cas simples la fièvre n'existe pas.

On a observé à différentes époques éloignées de nous des épidémies très-graves de coqueluche. Aujourd'hui cette maladie ne disparaît jamais complètement. Pendant toute l'année on en rencontre quelques cas ; mais elle est surtout fréquente au printemps, et assez souvent constitue de véritables épidémies.

Chacune de ces épidémies revêt un caractère particulier. Ainsi, dans l'une on observera, pendant l'accès, des saignements de nez ; dans un autre, des hémorragies sous l'enveloppe des yeux, ou bien des vomissements de sang. La durée relative des périodes de la maladie sera également modifiée.

J'ai déjà dit que la coqueluche est contagieuse. Les adultes peuvent la contracter. La contagion paraît possible jusqu'au moment où l'enfant ne tousse plus.

La durée des accès ne dépasse guère une minute. Leur nombre est variable. Dans quelques cas ils sont plus fréquents pendant la nuit.

Quelquefois un peu d'inquiétude et de malaise précède l'accès et l'annonce ; mais il en est bien rarement ainsi. En général, l'accès surprend l'enfant, tantôt sans cause appréciable, tantôt sous l'influence d'une émotion ou d'un mouvement brusque.

Pendant les épidémies, les enfants de tout âge sont sujets à la coqueluche. En dehors de ces conditions, la période de un à sept ans est celle où on la rencontre le plus souvent. Les nouveau-nés n'en sont cependant pas à l'abri.

La durée de la maladie est plus longue en hiver que pendant la belle saison. Cependant cette différence est peu considérable. Elle porte seulement sur la dernière période; c'est-à-dire, qu'après la cessation des quintes l'enfant continue à tousser assez longtemps pendant l'hiver, et très-peu pendant l'été.

On n'a qu'une fois la coqueluche. Les cas de récidive sont tout à fait exceptionnels.

Le traitement doit être fort simple, car la maladie parcourt ses périodes quoi que l'on fasse. Aucun médicament ne supprime complètement les quintes, et leur suppression brusque, ainsi que je l'ai dit plus haut, indique l'imminence d'une complication.

Dans la période catarrhale, on prescrit seulement quelques boissons tièdes, quelques sirops simples. On peut être obligé cependant d'administrer une ou deux fois de l'ipécacuanha.

Dans la seconde période, si les accès sont très-violents, le remède qui réussit le moins mal, c'est la belladone. Mais dans la plupart des cas on peut laisser la maladie s'éteindre spontanément. Je me borne en général à conseiller de donner aux enfants, deux fois par jour, une cuillerée de café pur. Si ce moyen n'a pas l'efficacité que le docteur J. Guyot, lui a attribuée, au moins les petits malades l'acceptent avec plaisir.

C'est un fait bien connu que le changement d'air est très-utile aux enfants atteints de coqueluche. Il ne faut pourtant pas croire que si l'on effectue le déplacement au début de la maladie elle cessera aussitôt. On ne doit point oublier que, dans les cas les plus simples, elle dure au moins une vingtaine de jours. Mais lorsque le minimum d'intensité a été atteint, on diminue la durée des accès décroissants et terminaux de la seconde période en transportant l'enfant dans une autre ville, ou, mieux encore, à la campagne.

L'absence de fièvre permet aux enfants la promenade au grand air, mais avec des précautions. Au moindre soupçon d'une complication quelconque, à la moindre fièvre, il faut leur faire garder la chambre.

Lorsque les accès sont violents et fréquemment répétés, l'enfant vomit après ses repas. La nutrition devient alors insuffisante, et il maigrit beaucoup. Il faut, en pareil cas, le faire manger souvent, et peu à la fois, en ayant soin de lui donner ses aliments aussitôt après l'accès. La viande rôtie et les fruits secs sont souvent mieux conservés par l'estomac que toute autre nourriture.

## Du Croup et du faux Croup.

Si le médecin est souvent appelé en toute hâte par les parents alarmés auprès d'un enfant atteint seulement de faux croup, d'autres fois au contraire on réclame trop tard ses soins pour un véritable croup dont le début a été méconnu. Il importe donc de bien faire connaître les symptômes différentiels de ces deux maladies.

Le faux croup (angine striduleuse) fait beaucoup plus de peur que de mal. Ce qui effraie les familles, c'est la manière brusque, subite, dont il débute le plus souvent. En effet, pendant la nuit, plutôt que pendant le jour, l'enfant est pris tout à coup d'un accès de suffocation qui le réveille en sursant; il s'agite; son anxiété est extrême; la peau devient chaude; la face présente un degré de congestion souvent plus prononcé que dans le croup. La voix est rauque, et la respiration produit un sifflement.

Rarement l'accès de faux croup est précédé de symptomes qui l'annoncent, comme un peu de rhume, de fièvre et de malaise. Ou bien ces symptomes précurseurs sont si peu marqués qu'ils passent inaperçus.

Au bout d'une dizaine de minutes, quelquefois moins, rarement plus, tout cesse, le calme renaît, et il reste seulement un peu d'enrouement.

Souvent l'accès ne se reproduit pas; d'autres fois, il reparaît au bout de quelques heures, de quelques

jours ou de plusieurs mois. Dans certains cas, heureusement exceptionnels, les accès se renouvellent avec
une intensité croissante, et la maladie finit par être
mortelle.

L'élément nerveux prédomine dans le faux croup,
et donne à cette affection son caractère saillant : la
soudaineté de l'attaque, et l'absence de troubles fonc-
tionnels après qu'elle a cessé.

Dans le croup, au contraire, un produit morbide
est sécrété à la surface du larynx, c'est-à-dire, de la
partie supérieure du tube respiratoire.. Ce produit,
qui a reçu le nom de fausse membrane, est adhérent,
et constitue un obstacle permanent à la respiration.

Tantôt la fausse membrane apparaît d'abord dans
le fond de la gorge sur les amygdales ou sur la luette,
et, dans ce cas, le croup est précédé d'une angine
couenneuse; les fausses membranes n'envahissent le
larynx que secondairement. Tantôt le larynx est envahi dès le début.

La fausse membrane est facile à reconnaître lorsqu'elle se produit à la gorge. Elle se montre sous la
forme d'une plaque blanche plus ou moins étendue.
On la distingue du produit pultacé d'un blanc jaunâtre qui existe souvent dans l'angine simple, en ce que
celui-ci s'enlève facilement avec le doigt, tandis que
la fausse membrane est adhérente.

Les symptômes auxquels donne lieu l'angine couenneuse sont assez insidieux. L'enfant a de la fièvre; la
voix est rauque, la respiration plus ou moins gênée.

L'engorgement des glandes du cou est plus ou moins prononcé, suivant la gravité de l'affection.

De ce que la gêne de la respiration est moins grande que dans le croup, et le produit morbide plus facile à atteindre par des médicaments actifs, il ne faut pas conclure qu'il n'y a aucun danger tant que le larynx n'est pas envahi. L'angine couenneuse peut être mortelle par elle-même, quoique la gravité en soit un peu moins grande que celle du croup.

Si la gorge n'est pas prise avant le larynx, on n'observe au début que de la fièvre et de l'enrouement. Puis, quand les fausses membranes sont produites, voici les symptômes qui surviennent :

D'abord, la toux est rauque ainsi que la voix. Bientôt apparaissent des accès de suffocation qui vont en augmentant d'intensité et de fréquence, entre lesquels la voix et la toux sont cassées, comme éteintes, et la respiration sifflante.

Ainsi, comme symptômes différentiels entre le croup et le faux croup, nous trouvons :

Dans le faux croup, un accès de suffocation subit, ordinairement nocturne, unique, ou suivi d'un ou plusieurs autres, mais à longs intervalles, et entre ces accès, la santé ou à peu près. Pendant l'accès, la voix ressemble à un aboiement rauque, mais n'est jamais éteinte.

Dans le croup, le premier accès de suffocation est précédé de symptômes fébriles et de troubles marqués du côté de la voix et de la respiration.

Les accès sont de plus en plus rapprochés, de plus en plus intenses. Dans leur intervalle, la fièvre persiste, la respiration reste gênée, sifflante, et la voix est d'abord rauque, puis voilée, sourde, éteinte. Enfin, soit dans un vomissement spontané, soit grâce à un vomitif, si l'enfant rend une fausse membrane, aucun doute ne peut plus exister sur la nature de la maladie.

Quelques enfants sont sujets à avoir de petits rhumes avec un peu de fièvre, pendant lesquels leur voix et leur toux sont rauques. La première fois que ces symptômes se manifestent, les parents sont fort inquiets. Mais l'inspection de la gorge et le peu d'intensité du mouvement fébrile qui, d'ailleurs, n'est pas continu, ont bien vite éclairé le médecin.

La voix peut aussi devenir rauque sous l'influence d'une indispostion tout à fait indépendante d'une maladie des voies respiratoires.

Je me souviens d'un cas de cette nature qui m'embarrassa au premier abord. C'était au milieu de la nuit. Un enfant de trois ans venait d'être pris d'un malaise prononcé suivi de suffocation. La respiration était haute, fréquente, la face anxieuse, congestionnée, la voix rauque.

L'examen de la gorge, où je ne trouvai rien, et l'absence de fièvre pendant la journée précédente me firent éloigner l'idée d'un vrai croup. Restait l'angine striduleuse ou faux croup. La soudaineté de l'accès, son apparition pendant la nuit, pouvaient faire penser qu'il s'agissait de cette maladie. J'administrai un vomitif; l'enfant rendit d'énormes morceaux de bœuf crû qu'il avait avalés à l'insu de ses parents ; après quoi il s'endormit guéri. C'était une simple indigestion.

Le croup et le faux croup sont plus fréquents chez les garçons que chez les filles. A l'hôpital des enfants, à Paris, j'ai pu constater que cette différence est bien marquée à l'égard du croup.

L'une et l'autre de ces maladies sont rares avant l'âge de deux ans. Cependant, en temps d'épidémie ou par le fait de la contagion, les enfants à la mamelle peuvent être atteints du croup, et celui-ci est d'autant plus grave que l'enfant est plus jeune.

Lorsqu'un accès de faux croup se produit, on doit placer le malade sur son séant, et le soutenir; le débarrasser de toute cravate, de tout vêtement qui peut le gêner, et appliquer aux pieds ou aux mollets des sinapismes.

De deux choses l'une : ou l'accès est court et alors ces soins suffisent ; ou bien il se prolonge, et alors le médecin a le temps d'arriver. Cependant, si l'on est à la campagne, loin du médecin, on aura recours, dans le cas où l'accès durerait plus de quelques minutes, à l'emploi d'un vomitif, et l'on administrera 60 centigrammes d'ipéca en poudre mélangés avec une ou deux cuillerées de sirop d'ipéca, ou simplement dans un peu d'eau sucrée, si l'enfant n'a que deux ans. S'il est plus âgé, il vaut mieux lui donner 5 centigrammes d'émétique.

Il est prudent, lorsque l'on habite la campagne, d'avoir ces médicaments sous la main.

Les doses indiquées ci-dessus doivent être préparées d'avance afin d'éviter les erreurs que la précipitation pourrait faire commettre.

Quant au croup, il ne surprend pas, et si le médecin est appelé trop tard, ce ne peut être que par la faute des parents. Au début de la maladie, l'enfant présentant des troubles du côté des voies respiratoires, accompagnés d'une fièvre intense, doit être mis au lit. On lui donnera des boissons tièdes.

De très-nombreuses médications ont été préconisées contre cette redoutable maladie. Parmi elles quelques-unes ont une valeur réelle. Mais le traitement doit varier suivant les cas et suivant la constitution des malades. Tel remède qui réussit dans une saison échoue quelques mois après, si le caractère de la maladie a changé sous une influence épidémique.

Parmi cette foule de médications, dont quelques-unes n'ont jamais été employées que par leurs inventeurs, plusieurs ont tenu bon. Il en est deux qui comptent beaucoup de partisans, et pourtant leur mérite est bien contestable. Je veux parler des émissions sanguines et des vésicatoires. Il est certain que chez quelques enfants sanguins l'application de quelques sangsues peut être utile ; mais presque tous les petits malades qu'on nous apportait à l'hôpital des Enfants en présentaient les marques, et pour beaucoup d'entre eux la perte de sang avait produit un mauvais résultat.

Quant au vésicatoire, il est d'une efficacité très-incertaine. De plus, il a une déplorable tendance à se couvrir d'une fausse membrane et à devenir gangréneux, si bien que j'ai vu quelques enfants ne présentant plus aucun symptôme du côté des voies respiratoires succomber aux accidents causés par les vésicatoires qu'on leur avait appliqués, ou, profondément débilités, ne guérir qu'après un temps très-long. Enfin, lorsque le médecin juge qu'il y a indication de pratiquer l'ouverture de la trachée, la présence d'un vésicatoire au cou est gênante pendant l'opération et très-fâcheuse après l'application de la canule. Ceci m'amène à dire quelques mots sur la trachéotomie.

Lorsque les fausses membranes qui occupent le larynx, en mettant obstacle à la respiration, rendent la mort imminente et causent des accès de suffocation de plus en plus intenses, si l'auscultation ne révèle aucune complication du côté des poumons, il est indiqué d'inciser la trachée, c'est-à-dire le tube aérien au-dessous du larynx, et d'établir en ce point, au moyen d'une canule, un passage pour l'air, en attendant que, les fausses membranes ayant disparu, le larynx soit redevenu libre.

Cette opération peut réussir :

Si l'enfant n'est pas trop jeune, car au-dessous de l'âge de deux ans, il est bien rare qu'elle ait un bon résultat;

Si elle est faite en temps opportun.

A cet égard une décision n'est pas toujours facile à

prendre. Si on la fait trop tôt, on peut se reprocher d'avoir ajouté les dangers de l'opération à une maladie qui peut-être aurait guéri par d'autres moyens. Si l'on attend trop longtemps, elle peut être inutile, parce que l'organisme n'a plus la force de réagir contre la maladie. L'intensité des accès de suffocation est le meilleur guide. Tant qu'elle n'augmente pas, on peut attendre. Si, au contraire, ils deviennent plus intenses, plus fréquents, si les forces paraissent déprimées, si la peau commence à devenir insensible, il faut se décider à l'opération.

Je l'ai pratiquée deux fois au moment même où la respiration cessait. Ce furent de véritables résurrections. Un des deux malades, après deux jours d'amélioration évidente dans son état, finit par succomber, mais l'autre fut sauvé.

A l'hôpital des Enfants, nous examinions avec soin s'il y avait lieu d'opérer ou de s'abstenir, et nous ne hasardions jamais l'opération quand les chances ne paraissaient point favorables. Nous guettions le moment opportun pour la pratiquer. Sur sept malades opérés par moi, dans cet hôpital, en 1856, trois ont guéri, et j'ai été bien fier de ce résultat. Ce n'est pas qu'il faille en attribuer tout l'honneur à l'opérateur : ce succès a bien plutôt dépendu des soins consécutifs que les opérés recevaient. Deux sœurs hospitalières, d'une intelligence remarquable, veillaient constamment au maintien de la respiration, en nettoyant la canule chaque fois qu'une mucosité ou une fausse membrane

l'obstruait, et en appliquant avec soin une cravate de
gaze au devant du cou, afin que l'air arrivât tamisé
et tiède dans les bronches du petit malade. Ces précautions sont indispensables. En ville, le médecin doit
enseigner à la mère la façon dont elle doit s'y prendre
pour les bien remplir. Le salut de l'enfant en dépend.

Quand un médecin propose la trachéotomie, il
éprouve souvent un refus de la part des parents. Pourtant, lorsque la suffocation est telle que l'enfant va
périr, lorsque tous les médicaments sont restés ineffi-
caces, pourquoi rejeter une opération qui, faite avec
soin, n'ajoute rien à la gravité du mal, et peut, au
contraire, sauver la vie? Elle est pour le médecin,
comme pour les parents, la source des émotions les
plus douces. Qnand la canule est introduite et que l'air
pénètre librement dans les poumons, la couleur violacée de la face est remplacée par une teinte rose. A
défaut de la parole momentanément perdue, les yeux
de l'enfant expriment la joie d'être délivré de l'horrible angoisse que lui causait la difficulté de respirer.
Bien des fois j'ai assisté à cet émouvant spectacle, et
je me rappelle toujours avec plaisir les témoignages
d'affection de ces pauvres enfants que j'ai ainsi arra-
chés à la mort.

Lorsque l'opération a été pratiquée, il est indiqué
de soutenir les forces du malade. Aussi le médecin
s'empresse-t-il de lui donner quelque nourriture aussitôt que cela est possible. A ce propos, je ne dois pas
oublier de mentionner un fait important que j'ai pu

constater plus d'une fois, c'est que les premiers aliments sont difficiles à avaler, surtout les liquides.
Ceux-ci déterminent des accès de toux et reviennent
souvent par le nez. Au contraire, les substances demi-
liquides sont plus facilement dégluties. Il convient
donc, lorsque le lait et le bouillon ne peuvent être avalés, de les remplacer par des crêmes un peu épaisses.

## Des Fièvres éruptives.

Les fièvres éruptives sont tellement fréquentes dans
le jeune âge, que les enfants en sont presque tous atteints. Très-peu échappent à la rougeole ou à la
scarlatine, et chez quelques-uns on observe deux fois
la même éruption. A différents intervalles, quelquefois plusieurs années de suite, éclatent des épidémies
pendant lesquelles la maladie reste simple, ou devient
grave par suite de diverses complications. Elles sont
très-contagieuses, et la contagion est possible non
seulement dans leur cours, mais encore pendant la
convalescence, tant qu'il reste sur la peau des traces
de desquamation épidermique.

L'étude approfondie des symptômes de ces fièvres,
et surtout de leurs complications, est longue et minu-

tieuse ; mais, comme, la maladie une fois déclarée, l'enfant est sous la direction du médecin, j'insisterai seulement sur les symptômes précurseurs et initiaux. Il est important qu'une mère les connaisse, car, sous l'imminence de ces affections, la moindre imprudence commise peut entraîner de grands dangers.

### Symptômes de la Rougeole.

L'apparition de la rougeole est précédée de phénomènes précurseurs bien caractérisés. L'enfant est pris d'une fièvre assez intense, la peau est chaude, les yeux sont rouges et larmoyants ; il existe du coryza avec des éternuements fréquents et un écoulement abondant de mucus.

La langue est un peu blanche, mais humide, et presque naturelle.

L'enfant tousse fréquemment, et la toux a un timbre particulier.

Ces symptômes durent en général quatre jours. Au bout de ce temps, on voit paraître à la face des taches d'un rouge clair, séparées par des intervalles plus ou moins etendus. Ces taches se montrent ensuite sur le cou et sur le haut de la poitrine, puis sur le reste du corps. Elles sont à peine saillantes, sauf certains cas dans lesquels la rougeole est appelée *boutonneuse*. Elles disparaissent momentanément sous la pression du doigt.

Le troisième ou le quatrième jour, l'éruption commence à décroître ; les taches pâlissent, puis deviennent jaunâtres, et il se fait à la surface de la peau une desquamation épidermique ordinairement peu apparente. En tout, la période d'éruption dure une huitaine de jours. Pendant ce temps, les symptômes généraux persistent d'abord, puis diminuent d'intensité, à mesure que l'éruption s'efface.

Lorsque la durée d'une de ces périodes est diminuée ou prolongée, lorsque l'éruption paraît à peine et s'efface aussitôt, ou que l'on voit manquer quelque symptôme caractéristique, la rougeole est anomale. Alors une complication grave est à craindre.

La rougeole apparaît souvent pendant le cours ou à la suite d'une autre maladie.

Dans certaines conditions de contagion, elle se mêle quelquefois à d'autres fièvres éruptives, et, en particulier, à la scarlatine. J'ai observé dans les salles d'hôpital plusieurs exemples de ces éruptions mixtes.

La rougeole laisse fréquemment après elle des altérations graves de la santé. Tantôt c'est un écoulement purulent des oreilles, tantôt un catarrhe bronchique assez persistant. Chez les enfants prédisposés elle est souvent le point de départ de la phthisie.

Il ne faut cependant point croire à l'existence de la phthisie alors qu'il n'y a que du catarrhe. La nature des crachats peut induire en erreur, car à la fin de la rougeole, alors que la toux a cessé d'être sèche et rauque, les crachats sont épais, verdâtres et arrondis comme ceux d'un phthisique.

### Symptômes de la Scarlatine.

L'éruption scarlatineuse est précédée, pendant un ou deux jours, par des symptômes qui font en général reconnaître la maladie.

La peau est brûlante, sèche. La fièvre est intense, continue; le pouls très-fréquent.

On observe presque toujours des vomissements, et l'enfant se plaint d'avoir mal à la gorge.

L'éruption débute tantôt par la face, par les poignets, la partie antérieure des cuisses ou les parties latérales de la poitrine. Elle se généralise ensuite, mais assez souvent reste prononcée dans certains points du corps et peu apparente sur d'autres points.

Elle est constituée par des taches qui, d'abord isolées, se confondent presque aussitôt, et présentent l'aspect d'une plaque rouge, sans saillie, tantôt d'une teinte uniforme, tantôt parsemée d'une foule de petits points d'un rouge plus foncé.

Jusqu'au troisième jour l'éruption augmente, puis elle s'efface assez rapidement, et dure en tout six à sept jours. Après qu'elle a disparu, la desquamation commence, tantôt sous forme de petites écailles, tantôt en larges plaques. La desquamation cesse rarement avant deux semaines, et quelquefois persiste plus longtemps.

Pendant la durée de l'éruption la fièvre persiste les premiers jours, et cesse assez brusquement lorsque éruption commence à décroître.

Le mal de gorge suit la même progression que la fièvre. La langue, d'abord pointillée de blanc et de rouge, devient bientôt uniformément rouge, et cette coloration est encore manifeste pendant la convalescence.

Comme la rougeole, la scarlatine peut présenter des anomalies et des complications.

La convalescence de la scarlatine réclame les plus grands soins. La moindre impression de froid peut causer une hydropisie.

### Symoptômes de la Variole.

Depuis la découverte de Jenner, presque tous les enfants étant vaccinés, on observe bien rarement la variole véritable. Grâce à l'influence de la vaccine, cette maladie est atténuée, modifiée, à peu près sans danger par elle-même et rarement aggravée par des complications. Cependant, soit que la vaccination ait été insuffisante, soit que son pouvoir préservateur ait cessé au bout de quelques années, on peut voir la variole se développer chez des individus vaccinés.

La variole modifiée par la vaccine prend le nom de varioloïde.

Les symptômes de l'une et de l'autre sont à peu

près les mêmes au début. Il n'y a guère de différence que dans leur intensité.

Pendant trois jours, l'enfant est pris de fièvre, de mal de tête et de constipation. Il se plaint d'une vive douleur de reins ; il vomit. Quelquefois il est pris de convulsions, dont Sydenham a signalé le peu de gravité.

Quand l'éruption commence, on aperçoit de très-petits boutons rouges à la face, et bientôt sur tout le corps. Ils grossissent rapidement, deviennent pustuleux, déprimés à leur centre, entourés d'un cercle rouge, et plus ou moins rapprochés les uns des autres. Dans la variole, la fièvre cesse momentanément. Dans la varioloïde, sa cessation est définitive ; les boutons, après avoir grossi pendant deux ou trois jours, se dessèchent et laissent des croûtes qui tombent en quelques jours. Dans la variole, la suppuration des boutons est accompagnée de gonflement de la face et des membres, et du retour de la fièvre. Les boutons, en grossissant, se confondent. Pendant ce temps, il survient de la diarrhée, symptôme souvent salutaire, comme l'a fait remarquer Sydenham.

La voix est enrouée et la gorge douloureuse. Les yeux sont rouges et tuméfiés.

Les boutons ne commencent à se sécher que vers le dixième jour ; les croûtes dures, épaisses, qui se forment, sont souvent très-douloureuses, mettent plusieurs semaines à se détacher, et laissent après elles des cicatrices précédées d'une tache d'un rouge brun.

Dans la varioloïde, les boutons sont en général peu nombreux ; cependant l'éruption est confluente dans certaines varioloïdes, qui représentent le plus haut degré de cette maladie. Après la chute des croûtes, il ne reste pas de cicatrices comme dans la variole, ou, du moins, elles sont peu nombreuses.

Les symptômes initiaux de la variole et de la varioloïde sont moins caractérisés que ceux de la rougeole et de la scarlatine. Celui qui doit le plus appeler l'attention, parce qu'il manque rarement, c'est la douleur de reins.

Afin de rendre le début de ces trois maladies plus facile à comparer, je crois utile de le présenter sous forme de tableau.

| ROUGEOLE. | SCARLATINE. | VARIOLE. |
|---|---|---|
| Fièvre dont l'intensité varie et n'est pas continue. | Fièvre remarquable par la fréquence du pouls. | Fièvre. |
| Yeux larmoyants, éternuement, écoulement de mucus par le nez. | Mal de gorge. | Céphalalgie (mal de tête), douleur de reins. |
| Toux rauque. | Pas de toux. | |
| Langue à peine rouge à la pointe, humide. | Langue rouge ayant de la tendance à se sécher. | |
| Presque toujours diarrhée au moment où l'éruption se fait. | Vomissements dans beaucoup de cas. | Vomissements, constipation. |
| Eruption le 5e jour. | Eruption le 2e ou 3e jour. | Eruption le 4e jour. |
| Commençant par la face et le cou. | Commençant par la face, les poignets, les cuisses, ou les parties latérales de la poitrine | Petits boutons à la face, principalement au front, puis sur tout le corps. |
| Taches d'un rouge pâle, séparées par des intervalles plus ou moins grands. | Plaques d'un rouge écarlate, d'une teinte uniforme, ou semée de points d'un rouge plus foncé. | Ces boutons grossissent, puis deviennent pustuleux, d'un blanc jaunâtre, et déprimés à leur centre. |

Lorsqu'un enfant paraît menacé d'une fièvre éruptive, on doit le mettre au lit et lui donner des boissons tièdes.

Il faut qu'il soit suffisamment couvert, mais sans excès. Une chaleur trop forte le fatigue et peut occasionner des accidents.

Le traitement des complications, les soins à donner quand l'éruption se fait mal, ne doivent pas nous occuper ici. Mais, pendant la convalescence, l'enfant, moins surveillé par le médecin, reste confié à la prudence des parents, et cette prudence ne saurait être trop grande.

Lorsque la fièvre a cessé, on peut commencer l'alimentation. Celle-ci doit être graduée, et consister d'abord en un peu de lait ou de bouillon ; puis on donne des potages légers, et l'on n'arrive que peu à peu aux aliments solides. Les voies digestives réclament, en effet, les plus grands ménagements, surtout après la rougeole.

Le jour où l'enfant pourra commencer à quitter le lit doit être indiqué par le médecin. Mais il est surtout important de ne pas céder trop tôt aux sollicitations du petit malade, et de l'empêcher de prendre l'air jusqu'au moment où il pourra le faire sans danger. Ce moment vient assez vite dans la variole. La persistance de quelques croûtes n'est pas une contre-indication. Dans la rougeole, et surtout dans la scarlatine, le malade ne pourra sortir, ni même rester dans une chambre dont les fenêtres sont ouvertes, jusqu'à

ce que tout symptôme du côté de la poitrine ait disparu après la rougeole, et jusqu'à ce que la desquamation soit terminée après la scarlatine; ce qui, dans
les deux cas, nécessite souvent plus d'un mois. Ce
temps doit varier un peu suivant les saisons. En été,
le séjour dans la chambre sera moins prolongé.

Lorsque, après la scarlatine, la desquamation est trop
lente, on peut la faciliter au moyen d'un bain pris
avec les plus grandes précautions. On le rend plus efficace par quelques frictions. Après le bain, on enduit
d'un peu de cold cream ou d'axonge les parties du
corps où la peau est fine, et l'on évite avec soin toute
impression d'air froid. Si la desquamation se fait bien,
le bain est inutile.

Si, après une première sortie, l'enfant présente, le
soir, un peu de bouffissure de la face, il faut retarder
la seconde sortie de quelques jours.

On s'est préoccupé, avec raison, des moyens
d'empêcher la formation des cicatrices dans la variole.
On a réussi, dans beaucoup de cas, par la cautérisa-
tion avec le nitrate d'argent, ou par l'application soit
de la teinture d'iode, soit de l'emplâtre de Vigo. Ce
dernier n'est pas supporté par tous les malades. J'ai
vu employer une fois, mais sans succès, le collodion.
Pour que ces moyens réussissent, il faut qu'ils soient
appliqués de bonne heure, c'est-à-dire aussitôt que les
boutons commencent à poindre.

On a conseillé divers remèdes pour préserver de la
rougeole et de la scarlatine. La belladone a été préco-

nisée contre cette dernière maladie. Bien que son efficacité soit contestée par beaucoup de médecins, on
doit l'essayer en cas d'épidémie grave. Si, au contraire, la maladie est bénigne, il vaut mieux laisser
l'enfant en courir les chances, car il pourrait être atteint dans une autre occasion où ces chances seraient
moins favorables.

Il est à peu près inutile de donner aux enfants âgés
de moins d'un an un médicament qui, chez eux, peut
présenter quelque danger, car avant l'âge d'un an la
scarlatine est excessivement rare.

Le meilleur moyen préservatif c'est la séquestra-
tion. En temps d'épidémie, les parents doivent isoler
autant que possible leurs enfants. Cette précaution
n'offre pourtant pas une garantie absolue, car je ne
suis pas de ceux qui pensent que ces maladies ne
naissent que par contagion. Je crois que seul, dans
une île, au milieu de l'Océan, on peut être atteint
aussi bien d'une scarlatine que d'une pneumonie.

Alors que la vaccine était encore à trouver, on pre-
nait du pus dans une pustule d'un varioleux chez
qui la maladie était bien normale, bien régulière, et
on l'inoculait aux individus placés dans un foyer de
contagion. On leur donnait ainsi une variole dont la
gravité était en général atténuée. Cette pratique était
brutale; mais, faute de mieux, on s'en contentait.

Cependant, comme l'amoindrissement de la maladie
n'était pas bien certain, beaucoup de personnes refu-
saient l'inoculation, préférant courir la chance d'échap-

per au fléau. Aujourd'hui l'inoculation vaccinale n'effraie personne; aussi s'est-elle promptement vulgarisée malgré quelques détracteurs; et ceux-là sont sans excuse qui, dans leur incurie, négligent de se préserver et surtout de mettre leurs enfants à l'abri d'une horrible maladie. La découverte de la vaccine est une des plus belles conquêtes de l'homme, et le nom de Jenner doit être cher à toutes les mères.

-----

## De la Vaccine.

La vaccine est le préservatif de la variole. On la produit en inoculant le vaccin. La source primitive de celui-ci est le cowpox ou picote, que l'on trouve sur la vache, et que l'on doit rechercher avec soin, afin de renouveler de temps en temps le vaccin, dont le pouvoir préservatif tend à s'affaiblir.

On a, dans ces derniers temps, signalé chez le cheval une maladie analogue au cowpox, et possédant la même propriété. Elle a pour siége les jambes de l'animal. La picote se montre sur les mamelles de la vache.

Comme il est rare qu'on puisse se procurer du cowpox, on se sert communément du vaccin pris sur un individu dont les boutons vaccinaux sont développés,

ou du vaccin conservé soit dans des tubes, soit sur de
plaques, ou enfin en inoculant les croûtes qui succè
dent aux boutons. Ce dernier moyen est le plu
mauvais. On ne l'emploie que si l'on n'en a pas d'au
tre à sa disposition.

On vaccine avec la lancette. D'autres procédés on
été essayés, puis justement abandonnés.

On pratique en général trois piqûres à chaque bras
en ayant soin de les espacer assez pour que les bou
tons ne se confondent pas.

Quelques médecins vaccinent les petites filles au
jambes. Quel avantage cette modification présente
t-elle? Aucun, à mon avis. Les bras, il est vrai, seron
exempts de cicatrices. Mais quel inconvénient ont ce
cicatrices? Tout le monde les connaît. Elles sont ad
mises comme une nécessité, et leur aspect n'est poin
déplaisant.

De plus, la vaccination pratiquée aux jambes m
paraît avoir un inconvénient sérieux chez les jeune
enfants. Les frottements, qui sont plus faciles, et l'ac
tion irritante des urines, peuvent augmenter l'inflam
mation qui accompagne les boutons et causer des éry
sipèles.

Si l'on a multiplié le nombre des piqûres, c'est qu'i
est reconnu que le développement d'un seul boutor
ne suffit pas, et que les personnes ainsi vaccinées de
viennent en peu de temps aptes à contracter la variole
Plusieurs médecins ont même signalé récemmen
l'utilité des revaccinations coup sur coup. Ainsi, lors

que les premiers boutons sont développés, on y puise du liquide vaccinal et on l'inocule de nouveau, en continuant ainsi pendant quelques jours, jusqu'à ce que l'on n'obtienne plus que des boutons avortés. Cette méthode peut, en effet, être avantageuse, et il est clair que l'organisme ainsi saturé de vaccine doit rester bien plus longtemps sous son influence préservatrice. Mais il me paraît difficile que cette pratique se généralise. Lorsque plusieurs boutons se sont bien développés, n'arrive-t-on pas au même but en revaccinant après nn certain nombre d'années?

Il est certain que l'action préservatrice de la vaccine cesse après un temps variable suivant les individus, d'où la nécessité de revacciner. Mais combien d'années faut-il attendre? Les opinions sont partagées à cet égard. Cependant on peut établir qu'après sept ou dix ans il est prudent de se soumettre de nouveau à la vaccine. En temps d'épidémie grave, on devra même revacciner plus tôt.

L'inoculation faite, pendant trois jours rien ne paraît. Le quatrième jour un point rouge, un peu dur au toucher, se montre d'abord; puis le bouton s'accroît, s'entoure d'une auréole rouge plus ou moins étendue, accompagnée de gonflement, et se présente sous l'aspect d'une pustule aplatie, déprimée à son centre, ayant le reflet de la nacre ou de l'argent. Le huitième jour les boutons ont atteint leur entier développement. A partir du neuvième ils commencent à se sécher et perdent leur reflet. La rougeur et le gonflement cessent peu à peu, et il ne reste bientôt qu'une croûte qui tombe vers le vingtième jour, laissant après elle une cicatrice gaufrée, ineffaçable, et très-facile à distinguer de toute autre espèce de cicatrice, quand les boutons ont été normalement développés.

L'éruption donne lieu à des symptômes locaux quelquefois pénibles à supporter. C'est tantôt une douleur assez vive, tantôt une démangeaison très-désagréable. Les glandes de l'aisselle étant engorgées, les mouvements des bras sont douloureux.

On observe en même temps quelques symptômes généraux : du malaise, un peu de fièvre, tantôt presque nulle, tantôt assez marquée. Les enfants deviennent grognons, un peu pâles. Il en est que l'évolution de la vaccine fatigue beaucoup.

Tels sont les phénomènes qui caractérisent la vaccine vraie. La fausse vaccine consiste dans le développement plus prompt de boutons jaunâtres, pointus, qui se sèchent au bout de six à sept jours, et ne laissent point de cicatrices.

Je me dispense d'insister longuement sur le caractère différentiel des deux éruptions, car tout enfant vacciné sera présenté au médecin, qui doit seul décider si l'inoculation a réussi.

Beaucoup de parents croient qu'il y a quelque inconvénient à laisser prendre du vaccin aux boutons de l'enfant. En supposant que cela fût, n'est-il pas convenable et humain de rendre à d'autres le service qu'on a reçu ? Mais, en réalité, l'ouverture des boutons est sans inconvénient. Elle ne diminue pas l'efficacité de la vaccine et ne cause aucune douleur. Au contraire, dans plusieurs cas elle m'a paru diminuer la tension douloureuse qui existait au niveau des boutons. De plus, l'inoculation à un autre enfant n'est-elle pas la meilleure preuve que la vaccine est bonne ?

Lorsqu'on n'est point pressé par les circonstances, il faut choisir, pour prendre le vaccin, un enfant en bonne santé, dont les boutons soient bien développés. En cas d'épidémie, ou s'il y a danger de contagion, on peut se montrer moins difficile, et, faute de mieux, prendre du vaccin à des boutons médiocrement développés.

La variole étant très-rare chez les nouveau-nés, on doit en général s'abstenir de les vacciner, et attendre au moins le deuxième mois. Cependant, en temps d'épidémie, comme les nouveau-nés ne sont pas complètement à l'abri, il vaut mieux leur faire subir les fatigues de la fièvre vaccinale que de les laisser exposés à une maladie à peu près sûrement mortelle.

On a essayé de vacciner les malades atteints de variole, afin de modifier celle-ci ; mais cette tentative n'a point été suivie de succès.

On ne doit point vacciner pendant les grandes chaleurs, ni pendant les grands froids. En Provence, on peut vacciner durant tout l'hiver.

En Chine on ne pratique l'inoculation qu'au printemps, seule époque où éclatent les épidémies.

Quelques individus sont réfractaires à la vaccine.

Je connais une jeune dame chez qui l'inoculation du vaccin a produit un bouton de nature très-douteuse, et dont la cicatrice n'est point caractéristique. Des tentatives souvent renouvelées depuis cette époque n'ont eu aucun résultat.

Lorsqu'on est réfractaire à la vaccine, l'est-on également à la variole? Les cas de ce genre sont trop rares pour que je puisse répondre à cette question.

Sous l'influence de diverses causes, l'éruption vaccinale, au lieu de commencer le quatrième jour, se fait parfois attendre une semaine et même davantage. J'ai sous les yeux l'observation recueillie par moi à l'hôpital des Enfants d'un cas dans lequel les boutons ne se développèrent que quinze jours après la vaccination. En général, ce retard est dû à l'existence d'une maladie chronique. Il se produit également assez souvent sous l'influence des affections aiguës. En même temps que les boutons sont tardifs, ils sont ordinairement mal développés. C'est une raison pour remettre à plus tard la vaccination lorsque l'enfant est souffrant, et d'attendre que la santé soit revenue, à moins que l'on ne soit en temps d'épidémie.

Les symptômes locaux de l'éruption, c'est-à-dire l'auréole inflammatoire et le gonflement, prennent, dans certains cas, une extrême intensité. Tantôt l'inflammation gagne le tissu cellulaire, et il se produit sous le bouton une espèce de furoncle douloureux, lent à guérir, et qui, de plus, modifie le caractère de la cicatrice vaccinale. Tantôt elle reste superficielle,

ais s'étend , devient érysipélateuse et envahit tout le
embre , gagne le cou et la poitrine. Quand l'inflam-
ation est trop forte et douloureuse , on doit la com-
attre par l'application de cataplasmes émollients. J'ai
diqué déjà quels soins réclame l'érysipèle.

---

## De quelques autres Fièvres éruptives.

Il me reste à dire quelques mots sur certaines fiè-
es éruptives, de nature bénigne , qui, dans certains
as , sont précédées de symptômes en apparence très-
raves , et faisant croire à l'invasion prochaine d'une
aladie sérieuse.

---

## Varicelle ou Petite Vérole volante.

Après un ou deux jours de malaise , accompagné
'un état fébrile peu marqué, la varicelle apparaît
us forme de vésicules de dimension variable, précé-
ées ou non de petites taches rouges. Ces vésicules sont
n général peu nombreuses, et, dans quelques cas, si

rares, que l'éruption a plus d'une fois passé inaperçue. J'ai vu des malades n'avoir pas plus de dix vésicules sur tout le corps. Au bout de trois ou quatre jours elles se dessèchent ; une petite croûte se forme et tombe sans laisser de traces. La convalescence est très-courte et ne réclame aucun soin particulier.

Telle est en général la marche de la maladie chez les enfants qui n'ont pas dépassé dix ou douze ans. Chez les adolescents, la varicelle est souvent précédée de symptômes alarmants ; tels que du délire, des vomissements, un fièvre intense.

Ces symptômes ne sont pas en rapport avec l'intensité de l'éruption, qui peut, en pareil cas, rester très-discrète. Lorsqu'elle commence, tous ces phénomènes d'apparence grave se dissipent.

Quel est le rapport de la varicelle à la variole? Les opinions sont partagées. Pour les uns, elle est le degré le plus bas de la variole modifiée ; pour les autres, c'est une maladie à part.

———

## Roséole.

La roséole paraît être à la rougeole ce que la varicelle est à la variole. C'est une fièvre éruptive précédée pendant plusieurs jours de symptômes d'embarras gastrique, et caractérisée par des taches rouges plus ou moins étendues, séparées les unes des autres, de couleur rosée.

Les symptômes précurseurs ne sont pas toujours légers. Dans un cas j'ai observé des vomissements, de la prostration et un mouvement fébrile très-prononcé. La convalescence fut assez longue, et pendant quelques jours, quoique ce fût au mois de juin, l'enfant présenta, après chaque sortie, un peu de bouffissure de la face.

---

### Urticaire.

L'urticaire est caractérisée par des taches saillantes, analogues à l'éruption que produit la piqûre de l'ortie, c'est-à-dire roses à la circonférence et pâles au centre. Elles sont le plus souvent de forme allongée. Elles causent une démangeaison très-vive. On les trouve sur tout le corps, mais principalement aux épaules, aux cuisses, aux mains et aux poignets.

L'éruption ne dure parfois que quelques heures; mais, dans beaucoup de cas, elle se fait en deux poussées.

Elle est précédée de symptômes très-pénibles pour le malade : fièvre assez forte, grand malaise, parfois vomissements.

L'urticaire peut être causée par une émotion vive. Souvent elle apparaît après l'ingestion de certains aliments, comme les moules, les écrevisses et d'autres encore.

Chez quelques enfants blonds, à peau fine, une impression de froid, surtout de froid humide, produit sur les parties découvertes un peu d'urticaire sans fièvre. Cette éruption très-limitée disparaît aussitôt que l'enfant s'est mis à l'abri du froid. Elle ne réclame aucun soin. On peut seulement calmer la démangeaison en appliquant du cold-cream, et, pardessus, de la poudre de riz.

Dans l'urticaire précédée de fièvre, la démangeaison est si vive qu'il faut en général chercher à l'atténuer. Un bain additionné d'amidon réussit assez bien.

## Erythème noueux.

Cette maladie est précédée de symptômes bien marqués d'embarras gastrique. La langue est blanche, la tête lourde, le pouls fréquent ; l'appétit est perdu.

L'éruption consiste en des taches rouges assez larges, qui bientôt s'élèvent, deviennent plus brunes et sont dures au toucher. Elles se montrent aux jambes, plus rarement aux bras. Les membres affectés parais-

sent couverts de furoncles , et ce qui complète l'illu-
sion, c'est qu'au bout de quelques jours les nodosités
prennent une teinte d'un brun violet et se ramollissent ; il semble qu'elles vont suppurer. Il n'en est rien
cependant ; elles s'effacent peu à peu , et dans le courant de la seconde semaine elles disparaissent.

L'érysthème noueux et l'urticaire n'apparaissent
que dans la seconde enfance.

Au début des petites fièvres éruptives dont je viens
de parler, l'enfant doit être couché et mis à la diète.
On lui donnera à boire de la limonade ou de l'eau
édulcorée avec du sirop de groseille , de cerise ou de
framboise. Vers la fin, il sera souvent utile d'administrer un purgatif.

---

### Du Rachitis ou Rachitisme.

Le rachitisme consiste en un vice de nutrition du
système osseux , sous l'influence duquel les os se ra-
mollisent, deviennent flexibles et présentent des courbures et des nodosités.

Les rachitiques étaient autrefois désignés sous le
nom de *riquets*. Aujourd'hui on dit des enfants atteints de cette maladie qu'ils sont noués.

Il importe de bien faire connaître les premières manifestations du rachitisme, car souvent elles passent inaperçues.

Le premier signe caractéristique est une série de nodosités siégeant à l'extrémité antérieure des côtes, et formant sur les deux côtés de la poitrine une sorte de chapelet.

A la tête, le rachitisme est indiqué par un défaut d'ossification des parties primitivement molles ; en sorte que l'espace quadrilatéral situé au-dessus du front, et désigné sous le nom de fontanelle antérieure, au lieu d'être fermé vers l'âge de deux ans, persiste beaucoup plus longtemps.

La dentition est notablement retardée.

Sur les membres, un des premiers phénomènes que l'on constate, c'est le gonflement des os de l'avant-bras au niveau de l'articulation du poignet. On le trouve également aux genoux.

La colonne vertébrale présente d'abord une flexion légère en avant, produisant à la partie inférieure du dos une courbure à convexité postérieure.

La maladie peut s'arrêter à ce degré, et c'est là le cas le plus fréquent. Mais si les causes qui l'ont produite persistent, les os se ramollissent et se courbent. Alors la poitrine se déforme et devient semblable à celle d'un oiseau ; la colonne vertébrale présente diverses courbures ; le bassin est modifié dans ses dimensions. Bientôt les os des membres présentent des flexions dont la direction varie ; elles sont simples ou

multiples. Les jambes et les cuisses en sont d'abord
affectées.

Quand le rachitisme atteint ce degré, les os sont
très-fragiles, et il n'est pas rare de voir survenir des
fractures. La pression, et les mouvements, même com-
muniqués, sont très-douloureux.

Les causes du rachitisme peuvent se résumer en
deux principales qui sont : l'hérédité et les mauvaises
conditions hygiéniques.

L'influence de l'hérédité est incontestable.

Une habitation insalubre, humide peut favoriser le
développement du rachitisme. Mais il faut surtout en
accuser la mauvaise alimentation. Le sevrage prématuré, un régime trop substantiel causent le rachitisme
chez les enfants qui font leurs dents, ou qui ont été
débilités par quelque maladie.

La forme que prend le ventre par suite de la déformation de la colonne vertébrale peut donner lieu à une
erreur que je dois signaler. Le ventre s'élargit et ressemble à celui d'une grenouille. Pour peu qu'il soit
douloureux et que l'enfant ait la diarrhée, la famille
croit à l'existence du *carreau*, maladie tuberculeuse
de l'abdomen, qui est fort grave. J'ai été plus d'une
fois consulté dans des cas semblables. Mais le carreau
existe rarement en même temps que le rachitisme.

La courbure à convexité postérieure de la colonne
vertébrale peut être prise pour une gibbosité indépendante du rachitisme. Elle en diffère en ce que celle-ci
est permanente, tandis qu'en faisant étendre complè-

tement l'enfant, on voit la saillie rachitique s'effacer, puis reparaître lorsque l'enfant est assis ou debout.

Le rachitisme commençant guérit assez facilement.

Lorsque la maladie est arrivée à son plus haut degré, si l'on parvient à la guérir, il n'en reste pas moins très-souvent des déformations définitives de la poitrine, du bassin et des membres.

Le traitement doit être avant tout hygiénique. L'enfant sevré trop tôt sera remis au régime lacté, et, s'il le faut, on lui redonnera une nourrice. Les viandes noires seront proscrites; les viandes blanches pourront être permises dans quelques cas, mais avec modération.

Le lait, le beurre, les œufs seront donnés de préférence. Il va sans dire que la quantité d'aliments sera subordonnée à l'état des voies digestives.

Le médicament qui donne les meilleurs résultats est l'huile de foie de morue. On en fait prendre d'abord une cuillerée à café le matin, puis une cuillerée à bouche, et quand l'enfant s'est accoutumé au médicament, on peut aller jusqu'à quatre ou cinq. S'il survient de la diarrhée, il faut modérer la dose.

Beaucoup d'enfants avalent très-bien l'huile pure et en deviennent gourmands. D'autres sont plus difficiles. On peut essayer alors de la mélanger avec du café.

On a inventé dans ces dernières années une sorte de tasse à double rigole qui peut être employée avec avantage. L'huile s'écoule par une rigole centrale, et le liquide, destiné à masquer son goût, sort par deux rigoles latérales.

Lorsque l'huile de foie de morue n'est pas supportée, on a recours aux préparations toniques de quinquina, de fer, etc.

Lorsque les os paraissent tendre à se fléchir, l'enfant doit être rarement mis à terre. Il faut le coucher bien à plat, sur des matelas un peu durs, garnis de varech ou de feuilles de fougère. Sa tête doit être découverte parce qu'elle est habituellement baignée de sueur.

Quand les membres sont déformés, on peut, dans beaucoup de cas, les ramener plus ou moins à leur forme normale, au moyen d'appareils orthopédiques bien appliqués.

## De l'Hypertrophie des amygdales.

Les amygdales sont deux corps ayant la forme d'une amande, placés l'un à gauche, l'autre à droite, dans l'arrière bouche, entre les piliers du voile du palais.

A l'état normal, les amygdales ne font point saillie dans le gosier ; mais beaucoup d'enfants naissent avec des amygdales un peu grosses, qui plus tard grossiront encore. Cette hypertrophie est donc souvent congénitale. Elle est seulement exagérée par la fréquence des inflammations auxquelles elle donne lieu. Ainsi, l'hypertrophie cause des angines, et, à leur tour, ces angines augmentent l'hypertrophie.

Les amygdales (quelquefois une seule) font alors dans le gosier une saillie plus ou moins considérable, qui, dans certains cas, même en dehors des poussées inflammatoires, laisse entre elles très-peu d'espace. Lorsque survient une angine, elles arrivent presque au contact, sont rouges et assez souvent couvertes d'un mucus concret, qui peut être pris, au premier abord, pour une fausse membrane et faire croire à une angine couenneuse. La luette et les parties voisines participent à l'inflammation. La luette se tuméfie, et son contact avec la base de la langue détermine à chaque instant des mouvements de déglutition, de la toux, des nausées.

Avant l'apparition des angines, qui n'a guère lieu qu'à partir de cinq ou six ans, on peut reconnaître l'hypertrophie des amygdales aux ronflements de l'enfant pendant son sommeil et au timbre voilé de sa voix.

A un âge variable suivant les individus, quelquefois dès la seconde année, apparaît la première angine, qui, si elle s'accompagne de fièvre, cause souvent beaucoup d'inquiétude aux parents. A ce moment la déglutition devient difficile, douloureuse. Le gonflement est quelquefois visible à l'extérieur, sous l'angle de la mâchoire.

Il existe de chaque côté, en arrière des amygdales, un conduit nommé *trompe d'Eustache*, qui établit une communication entre la gorge et la caisse du tympan. L'inflammation gagne ce conduit, et il en résulte de la douleur dans les oreilles.

Lorsque l'angine a cessé, tous ces symptômes disparaissent complètement. Mais au bout d'un temps variable suivant les saisons, une nouvelle angine survient, et bientôt la maladie devient de plus en plus fréquente. La moindre impression d'air la rappelle. Alors, pendant les intervalles de calme, la gorge ne revient pas complètement à l'état normal. Il reste un peu de rougeur ; en un mot, il existe une inflammation chronique. La trompe d'Eustache est plus ou moins oblitérée ; l'air se renouvelle mal dans la caisse du tympan, et il en résulte une surdité qui augmente lorsque l'inflammation redevient aiguë.

Dans les moments d'acuité, l'angine présente chaque fois les mêmes symptômes, avec de simples différences d'intensité.

Il est rare d'observer des abcès.

L'hypertrophie des amygdales est manifestement héréditaire.

Quelques enfants héritent seulement d'une fâcheuse disposition aux angines, sans que leurs amygdales soient très-développées.

L'hypertrophie des amygdales et l'angine qu'elle cause ne prédisposent pas aux angines graves. Un enfant qui a les amygdales grosses n'est pas plus exposé que d'autres à contracter l'angine couenneuse.

Pendant l'état aigu, l'enfant doit garder la chambre.

S'il a de la fièvre, il faut le mettre au lit. On lui donne de la tisane et on lui tient les pieds chauds. Ces moyens suffisent bien souvent, et en peu de jours l'inflammation cesse. Dans le cas contraire, il peut être nécessaire de recourir aux purgatifs, aux topiques astringents, comme l'alun et le jus de citron, portés sur les amygdales avec le doigt ou avec un pinceau. Les gargarismes ne peuvent être employés que chez les enfants d'un âge avancé.

Si l'enfant souffre des oreilles, on place dans le conduit auditif externe un peu de coton imbibé de laudanum ou de baume tranquille.

Lorsque l'inflammation est devenue chronique, si les amygdales sont peu volumineuses, on se contente d'employer avec persévérance divers moyens propres à modifier l'état de la muqueuse. L'alun en poudre suffit quelquefois quand la maladie est légère; mais on peut être obligé de recourir au nitrate d'argent.

Lorsque les amygdales sont hypertrophiées, il ne faut pas hésiter à les faire couper.

On s'expose, en les laissant, à voir la surdité augmenter et devenir définitive. De plus, si elles sont très-volumineuses, elles interceptent assez le passage de l'air pour que le développement de la poitrine en soit gêné. Enfin, n'existât-il que cet inconvénient de voir, presque tous les mois, l'enfant obligé pendant plusieurs jours de garder la chambre, ce serait une raison suffisante pour demander l'opération.

L'excision des amygdales ne cause presque point de

douleur. Autrefois on la pratiquait avec le bistouri. Maintenant on se sert d'un instrument qui, surtout chez les enfants, est d'un usage très-commode. L'amygdale est coupée d'un seul coup, avec une grande promptitude. L'enfant n'a pas le temps de se défendre.

Aujourd'hui, dit avec raison M. P. Guersant (et personne plus que lui n'a le droit de s'exprimer ainsi), on ne coupe plus les amygdales, on les cueille.

Après l'excision, l'inflammation chronique de la gorge et la surdité ne disparaissent pas toujours tout de suite. La trompe d'Eustache reste oblitérée pendant un temps plus ou moins long. Il faut enseigner à l'enfant le moyen de la désobstruer en y poussant de l'air. Cet effet est facilement obtenu en soufflant un peu fort, pendant que la bouche et les narines sont tenues fermées.

## Des Oreillons.

On donne le nom d'oreillons à une maladie caractérisée par le gonflement des glandes qui sécrètent la salive et du tissu qui les environne.

Cette maladie est contagieuse et très-souvent épidémique.

Elle est fréquente dans l'âge de cinq à douze ans.

Pendant une épidémie qui se développa dans mon service, à l'hôpital de Toulon, pendant que j'étais chargé des salles de la Charité, il y eut à peu près autant de garçons que de filles qui eurent la maladie. Circonstance asssez remarquable, elle ne parut chez les filles qu'après avoir complètement cessé chez les garçons, quoique les salles fussent presque contiguës.

Les oreillons sont précédés pendant un ou deux jours d'un peu de fièvre avec quelques symptômes d'embarras gastrique.

Le gonflement a lieu plus souvent des deux côtés que d'un seul. Il occupe la partie la plus reculée des joues près de l'oreille, ou bien s'étend jusqu'au cou.

La saillie produite par le gonflement est plus ou moins considérable ; elle n'est pas résistante au toucher, mais plutôt de consistance pâteuse.

En général il n'y a pas de rougeur.

Les oreillons sont très-douloureux. La mastication, l'action de se baisser ou de se moucher, le voisinage du feu rendent la douleur plus forte. La parole même est difficile.

Après avoir augmenté pendant quatre ou cinq jours, les oreillons diminuent, et au bout d'une dizaine de de jours tout a disparu.

On a cité des cas de terminaison par abcès, mais ils sont excessivement rares. Etaient-ce bien des oreillons?

Tels sont les symptômes et la marche de la maladie chez les enfants.

Chez les adolescents et les adultes, elle est annoncée par des symptômes plus graves. J'ai observé à l'hôpital Lariboisière, avec mon excellent maître M. le docteur Pidoux, un cas de ce genre. C'était un jeune homme vigoureux qui pendant deux jours eut une fièvre intense, de l'assoupissement, du délire, des saignements de nez : tout semblait annoncer une fièvre typhoïde, quand tout à coup les oreillons parurent, et ces phénomènes graves cessèrent presque aussitôt.

Quelquefois l'engorgement douloureux qui constitue les oreillons se déplace, et envahit les testicules chez les garçons, les seins chez les filles.

Le traitement des oreillons chez les enfants est des plus simples.

Le séjour dans la chambre et un peu de tisane suffisent. On entoure les joues d'un peu de coton, ou simplement de mousseline, pour entretenir une chaleur douce, et, si la douleur est vive, on fait quelques onctions d'huile de camomille ou de baume tranquille.

## Des Engelures.

Les engelures sont des rougeurs accompagnées d'un léger gonflement que le froid occasionne aux pieds, aux mains, et quelquefois aux oreilles et au nez. Ces rougeurs causent une horrible démangeaison. Elles sont assez souvent suivies de crevasses, et peuvent amener chez les enfants d'une mauvaise constitution des ulcérations étendues et profondes.

Les engelures sont rares sous le ciel provençal. Si un froid passager les fait naître, le prompt retour d'une température douce les fait cesser.

On pourra réussir à éviter les engelures en ayant soin que l'enfant ne s'expose pas à des alternatives brusques de froid et de chaleur. En général elles se forment quand les pieds froids et humides sont approchés d'un feu trop vif.

Plusieurs moyens peuvent être employés pour les guérir. Les plus utiles sont la gelée de groseille, l'eau blanche, le liniment oléo-calcaire (mélange à parties égales d'huile 'et d'eau de chaux), les bains de pieds additionnés de quatre ou cinq grammes de tannin. Quant à l'application d'une peau de lièvre qui a été conseillée, elle me paraît plus propre à empêcher la formation des engelures qu'à les guérir.

## Des Vers.

On rencontre dans les voies digestives des enfants plusieurs espèces de vers. La maladie vermineuse est plus commune dans certaines contrées que dans d'autres. Elle est assez fréquente en Provence; mais le public s'exagère cette fréquence. A la moindre fièvre un peu prolongée, aux moindres troubles digestifs, le médecin entend répéter chaque jour que l'enfant a des vers, et souvent il est forcé, pour condescendre au désir de la famille, d'administrer un vermifuge.

Les vers sont très-rares chez les enfants à la mamelle.

Dans la seconde enfance on observe trois espèces de vers :

Le ténia ou ver solitaire.

Les ascarides lombricoïdes ou lombrics.

Les oxyures vermiculaires.

En France, le ver solitaire se rencontre rarement chez les enfants. Il donne lieu à des symptômes assez vagues (vomissements, douleurs de ventre, amaigrissement).

L'expulsion d'un fragment du ténia, reconnaissable à sa forme rubanée divisée par des lignes transversales, peut seule, dans beaucoup de cas, indiquer la nature de la maladie, qui cède assez facilement à un traitement convenable, et particulièrement à l'emploi du kousso d'Abyssinie.

Les *lombrics* sont de couleur rosée, de grosseur variable. Ils sont quelquefois très-nombreux (plusieurs centaines), et l'on comprend qu'en pareil cas ils puissent donner lieu à des symptômes graves.

La présence des ascarides lombricoïdes dans le tube

digestif constitue tantôt une maladie isolée, tantôt une complication. Ainsi, dans certaines années, on trouve des vers chéz presque tous les malades atteints de fièvre muqueuse ou typhoïde.

Les enfants qui ont des vers présentent les symptômes suivants :

Les yeux sont cernés, les pupilles sont dilatées, le ventre est souvent douloureux ; tantôt il y a diarrhée, tantôt constipation ; quelquefois on observe des vomissements. De temps en temps paraît un peu de fièvre.

Le nez est le siége d'une démangeaison qui force les enfants à le frotter à chaque instant. Un mot sur ce symptôme : C'est celui qui éveille l'attention des parents, et, dès qu'il se manifeste, on n'hésite pas à déclarer que l'enfant a des vers. Il faut pourtant se tenir en garde. Si l'on admet que tous les enfants qui ont des vers se frottent le nez, ce n'est point une raison de croire que tous ceux qui se frottent le nez ont des vers. La présence de petites croûtes sèches dans les narines, comme il arrive presque toujours à la fin des rhumes de cerveau, suffit pour causer une démangeaison persistante, laquelle amène le frottement en question. On m'a plus d'une fois présenté des enfants chez qui ce symptôme prétendu caractéristique n'avait pas d'autre origine.

Aucun des signes précédemment énoncés n'indique sûrement la présence des vers. Mais si un ver est rendu par l'anus ou par la bouche, il faut agir comme s'il en existait d'autres, c'est-à-dire instituer un traite-

ment approprié, parce qu'en général il y en a plus
d'un, et que le traitement est sans danger.

Lorsque les accidents produits par les vers sont peu
graves, il n'y a pas grand inconvénient à attendre un
peu avant d'agir. Mais dans certains cas, heureusement peu communs, les vers donnent lieu à des symptômes alarmants. Il faut alors deviner l'affection ver-
vermineuse dans un ensemble de phénomènes qui
simulent une autre maladie. Tous les auteurs font
mention de cas pareils. J'en ai moi-même rencontré
plusieurs. Le plus remarquable est celui d'une petite fille
de trois ans. Cette enfant, qui appartenait à l'hospice
de la Charité, à Toulon, fut prise tout à coup de fièvre
et de vomissements. Le lendemain matin, je la trouvai
plongée dans un assoupissement profond. Les yeux
étaient injectés, la face était alternativement pâle et
colorée; le pouls médiocrement fréquent, irrégulier;
la respiration quelquefois comme suspendue et inter-
rompue par de longs soupirs. Tous ces symptômes
semblaient indiquer le développement d'une inflammation cérébrale des plus graves. Cependant, en palpant le ventre, j'y trouvai des bosselures assez pro-
noncées, surtout à droite, et je soupçonnai qu'elles
étaient formées par des paquets de lombrics, et que
peut-être tous ces symptômes simulant une méningite
étaient simplement des accidents occasionnés par les
vers. Je donnai du calomel et de la santonine. De
nombreux vers furent expulsés, et le jour suivant tout
phénomène grave avait disparu.

Certains accidents redoutables, comme l'introduction des lombrics dans les voies aériennes, la perfora-
tion de l'intestin, sont très rares, et je me contente de
les mentionner.

Il est difficile d'indiquer les causes qui produisent
les vers. On a signalé l'abus des sucreries, des fruits
verts, etc. Une prédisposition particulière paraît nécessaire. Il est des familles dans lesquelles tous les
enfants ont des vers.

Les *oxyures vermiculaires* sont tellement communs
que presque tous les enfants en ont plus ou moins.
Ces vers sont semblables à un petit morceau de fil
blanc. Ils occupent la partie inférieure de l'intestin,
tout près de l'anus, à travers lequel ils sortent fréquemment. Toujours en mouvement, ils occasionnent
une horrible démangeaison, qui s'accroît encore à certaines heures, principalement à la chaleur du lit. S'ils
sont peu nombreux, ils donnent lieu seulement à la
démangeaison; mais s'il en existe beaucoup, il survient une véritable douleur. L'anus est rouge et enflammé. En général leur présence est accompagnée de
constipation.

L'enfant est maussade, ne peut rester longtemps
assis et se gratte à chaque instant. Quelquefois on observe un peu de fatigue et de fièvre, surtout vers le
soir.

Ces vers sont souvent difficiles à détruire, car ils se
reproduisent avec une déplorable fécondité. La multiplicité des moyens indiqués pour les faire disparaître

prouve bien que ce résultat n'est pas toujours aisément obtenu.

On doit commencer par les remèdes les plus simples : ce sont les lavements d'eau froide, auxquels on peut ajouter un peu de sel ; les lavements de lait, dans lequel on a fait bouillir une ou deux gousses d'ail ; l'application d'un peu d'onguent mercuriel à l'anus.

On a beaucoup préconisé, dans ces dernières années, l'huile de ricin. C'est le seul remède donné par la bouche qui soit utile contre les oxyures. Il triomphe de la constipation et expulse les vers, mais il ne dispense pas des moyens locaux qui sont nécessaires pour en empêcher la reproduction.

Si les remèdes que je viens d'indiquer plus haut ne réussissent pas, le médecin en formulera de plus actifs, et l'on pourra recourir avec avantage à l'introduction dans l'anus de suppositoires médicamenteux.

Chez les petites filles, les oxyures gagnent quelquefois les parties génitales et y déterminent un purit qui peut être le point de départ de la masturbation, ou causer une *vulvite avec leucorrhée*. Je dois dire quelques mots sur cette maladie, qui peut naître aussi sous l'influence d'autres causes.

## De la Vulvite et de la Leucorrhée.

Les parties génitales sont quelquefois atteintes, chez les petites filles, d'une inflammation plus ou moins vive, avec sécrétion d'un mucus blanc, jaune ou verdâtre, qui baigne les grandes et les petites lèvres. La rougeur est plus vive à la fin de la journée, lorsque l'enfant a beaucoup marché ; elle s'étend parfois jusqu'aux cuisses. L'abondance de la perte varie d'un jour à l'autre. On trouve, dans certains cas, des ulcérations superficielles aux petites lèvres, et il peut survenir des hémorragies.

La vulvite peut être causée par les oxyures vermiculaires, comme je l'ai dit plus haut, ou par des habitudes vicieuses, des attouchements répétés. Elle est très-souvent spontanée, et se montre alors chez les enfants lymphatiques.

Cette maladie est fréquente dans le nord de la France. Dans le Midi, j'ai eu occasion d'en observer quelque cas. Elle cause beaucoup d'inquiétude aux mères.

Le traitement est cependant des plus simples. Il doit être plutôt général que local. On donnera des toniques et des amers. Les sirops de pensée sauvage, de gentiane, d'écorces d'orange, le sirop antiscorbutique sont indiqués, ainsi que les préparations de quinquina et de fer. Localement, on emploiera en premier lieu de simples soins de propreté, lavages fréquents, bains de siége frais. On lotionnera les parties avec un peu d'eau blanche ou une solution légère de tannin. Les bains entiers de rivière sont excellents, et dans certains cas les bains de mer. Les bains tièdes m'ont paru, au contraire, augmenter la perte.

Lorsque la constitution aura été modifiée par un régime fortifiant et la médicamentation tonique, la maladie cédera d'elle-même. Rarement il sera nécessaire de recourir localement à des topiques plus énergiques.

Si la maladie est causée par la présence des vers ou par la masturbation, il va sans dire que, la cause étant connue, la première indication est de la supprimer.

## De la Chorée ou danse de Saint-Guy.

La chorée est une affection nerveuse caractérisée par un trouble plus ou moins marqué des mouvements volontaires, accompagné de mouvements tout à fait indépendants de la volonté.

Pour me faire bien comprendre, je choisis un exemple : Si un choréique veut marcher, ses pas sont irréguliers ; s'il veut porter la main à sa bouche, elle se dirige vers l'épaule. Ces mouvements obéissent mal à la volonté qui les commande. En même temps, pendant qu'il est au repos, sa face est grimaçante, ou bien ses doigts s'agitent; ce sont là des mouvements tout à fait involontaires.

La chorée, très-commune à Paris, est rare dans le Midi, et je n'en parlerais point s'il n'était pas très-important de faire bien connaître les premiers symptômes de cette maladie qui, traitée de bonne heure, cède facilement, et peut, au contraire, être assez rebelle quand on lui laisse prendre une certains intensité.

En général, l'apparition des mouvements choréiques est précédée de quelques symptômes généraux. L'enfant est maussade, impressionnable, il pâlit un peu. Ces symptômes sont plus marqués chez les filles. Souvent ils sont trop légers pour que la famille les remarque ou s'en inquiète. Chez les jeunes filles ils sont mis sur le compte du travaile de la puberté. Les premiers mouvements nerveux échappent même quelquefois à l'attention des parents, lorsqu'ils consistent seulement en quelques grimaces ou un peu d'hésitation dans la marche. Dans un assez grand nombre de cas, la maladie se borne à ce léger degré.

Lorsque la chorée augmente, ces symptômes deviennent de plus en plus prononcés. La marche est hésitante; les malades ne se dirigent point en ligne droite vers le but qu'ils veulent atteindre. Ils marchent, comme l'a judicieusement fait remarquer Sydenham, à la manière de certains fous. Les bras sont agités d'une sorte de tremblement, tantôt continu, tantôt intermittent. Il en est de même des jambes lorsque le malade n'est pas debout.

La tête exécute des mouvements de latéralité, qui se passent quelquefois seulement dans les yeux. Au bout d'un temps variable, la langue obéit mal à la volonté, et l'enfant bredouille ou bégaie. Enfin, si la maladie se prolonge, l'intelligence peut être affaiblie.

Dans certains cas heureusement exceptionnels, les mouvements nerveux sont très-violents. On est forcé de coucher l'enfant dans un lit matelassé de chaque côté. La maladie est alors dangereuse et nécessite l'emploi des narcotiques à haute dose et des inhalations de chloroforme.

La chorée est générale ou partielle. Elle est assez souvent bornée à un côté du corps. On la voit quelquefois n'affecter que la face ou une autre région très-limitée.

Les choréiques sont maladroits. Ils laissent bien souvent échapper les objets qu'ils ont saisis, parce qu'ils ne les tiennent point par une pression uniforme, mais par une succession de pressions irrégulières.

La chorée, très-rare avant l'âge de six ou sept ans, s'observe surtout chez les enfants de dix à quinze ans. On la rencontre aussi chez les adultes.

Elle peut être causée par une frayeur; mais dans la majorité des cas elle est spontanée et dépend de la constitution même de l'enfant. Les enfants nés de parents atteints de rhumatismes y sont particulièrement prédisposés. Chez les jeunes filles, la chorée est très-souvent compliquée de chlorose.

Le traitement de la chorée, même légère, demande un certain temps. Il doit être composé de toniques et d'antispasmodiques. Parmi les nombreuses médications qui ont été conseillées, l'emploi des bains sulfureux et la gymnastique doivent tenir le premier rang. Par ces seuls moyens on obtient beaucoup de guérisons. On donne tous les deux jours un bain sulfureux, excepté pendant les fortes chaleurs. En été, les bains de rivière seront très-utiles. J'ai vu les bains de mer réussir dans un cas. Leur emploi exige des ménagements, car ils peuvent produire une excitation trop vive. Dans tous les cas, ils ne devront point-être prolongés au-delà de quelques minutes.

Les bains seront surtout utiles si l'on y joint l'exercice de la natation, un des meilleurs pour harmoniser les mouvements.

Je recommande également l'escrime pratiquée des deux mains. Aucun exercice ne me paraît plus salutaire. Elle favorise le développement de la poitrine et des membres, en même temps qu'elle régularise l'action des muscles. Je n'hésiterais pas à la conseiller même pour une jeune fille, dans le cas où les conditions de localité ne permettraient ni la gymnastique, ni la natation.

Quant à la gymnastique proprement dite, la meilleure est celle que l'on pratique à Paris à l'hôpital des Enfants. Elle est composée de mouvements rithmés des bras et des jambes, et de la marche cadencée, l'enfant marquant lui-même la mesure en chantant. Les mouvements choréiques cessent pendant le temps que dure la séance. Ils reparaissent ensuite; mais au bout de quelques jours ils deviennent moins prononcés, et, si l'on continue avec persévérance l'emploi de ces exercices, ils finissent par ne plus se reproduire.

Pendant la durée de ce traitement on donnera à l'enfant de la tisane de tilleul, de feuilles d'oranger ou de valériane. On lui fera prendre tous les jours une ou deux cuillerées de vin de quinquina, et, dans un assez grand nombre de cas, on aura recours aux préparations ferrugineuses.

Les enfants choréiques doivent être avec soin préservés du froid et surtout de l'humidité. Il ne faut cependant pas les tenir enfermés par excès de prudence. Lorsque le temps le permet, ils doivent faire de l'exercice en plein air.

Les mouvements choréiques sont souvent ridicules, bizarres, et excitent la risée. Si l'enfant s'en aperçoit, s'il se sent observé, les mouvements prennent aussitôt une intensité plus grande encore. Aussi convient-il que dans la famille on paraisse ne point les remarquer, et qu'on sépare l'enfant de ses camarades. Un autre motif rend l'isolement nécessaire : c'est que la chorée peut être contractée par imitation. Ce danger est surtout à craindre lorsque la maladie consiste principalement en grimaces, bégaiement, mouvements nerveux de la tête.

## De la Fièvre éphémère.

Un enfant est en pleine santé. Rien n'annonce chez lui l'imminence d'une maladie. A peine, dans certains cas, y a-t-il un peu de constipation. Tout à coup il est pris de fièvre. A l'heure du repas il n'a pas faim, et, s'il mange, il ne tarde pas à vomir. La peau devient très-chaude, le visage coloré, les yeux sont brillants. Pendant la nuit son sommeil est agité. Mais, dès le lendemain, tout cet ensemble de symptômes d'apparence grave est amoindri.

La fièvre diminue d'intensité, puis disparaît; la peau devient moite et puis reprend sa fraîcheur. Dès le second jour l'enfant peut se lever. L'appétit revient aussitôt. Le visage est un peu pâle. Au bout de quelques jours on voit l'enfant grandir, quelquefois avec une étonnante rapidité.

La diète, un peu de tisane, un lavement, et rarement, lorsque la constipation persiste, un léger purgatif, tel est le seul traitement qu'on doit employer. Si le front est très-chaud et que l'enfant souffre de la tête, on applique des compresses imbibées d'eau vinaigrée. Si l'on se sert d'eau sédative, il faut qu'elle soit très-étendue; sans cette précaution on court le risque de produire une rougeur trop vive et une excoriation.

La fièvre éphémère est essentiellement une maladie de croissance. Moins l'enfant a subi de maladies après

lesquelles son développement a pu s'effectuer, plus il
est sujet à la fièvre éphémère. Elle se montre de la
troisième à la dixième année. Cet âge passé, on rencontre à sa place une autre maladie, l'embarras gastrique, dont l'évolution est moins rapide. Elle s'annonce par quelques troubles des fonctions digestives,
de la constipation, des vomissements. Le ventre est
douloureux, la bouche amère et pâteuse, la langue
blanche. L'enfant reste levé jusqu'au moment où la
fièvre survient. Celle-ci se montre peu à peu; elle n'est
pas soudaine, comme dans la fièvre éphémère.

L'embarras gastrique dure une huitaine de jours, et
nécessite ordinairement l'administration d'un purgatif
ou d'un vomitif. Au début, il faut se contenter de
mettre l'enfant au lit et de le tenir à la diète. On lui
fait boire un peu de mauve ou d'eau de groseille, et si
le ventre est douloureux, on applique un cataplasme.
La seule précaution à prendre pendant la convalescence, qui est très-courte, c'est de donner d'abord des
aliments légers et en petite quantité.

―――――

### De la Fièvre typhoïde.

J'ai cherché à établir dans ma thèse pour le docto-
rat que la fièvre typhoïde est intimément liée au déve-

loppement de l'organisme ; en un mot, qu'elle constitue une sorte de fièvre de croissance, dont la gravité est en rapport avec l'importance des modifications physiques et physiologiques subies par l'organisme à cet âge de la vie que Daubenton appelait jeunesse, et Hallé virilité croissante.

Or, toute maladie a son type normal dans l'âge auquel elle appartient spécialement. En dehors de cet âge, elle présente presque constamment des anomalies. Ainsi la fièvre scarlatine, maladie de l'enfance, est très-souvent anomale dans une période plus avancée de la vie. La varicelle et les oreillons, affections bénignes, annoncées chez l'enfant par des symptômes à peine appréciables, sont précédés chez les adultes d'un ensemble de phénomènes qui ferait croire à l'invasion d'une affection des plus graves.

Il en est de même pour la fièvre typhoïde. Maladie de la jeunesse, elle se présente avec son type normal à cet âge, c'est-à-dire dans une période comprise entre dix-huit et vingt-cinq ans, commençant et finissant un peu plus tôt chez les filles. En dehors de cet âge, en-deçà ou au-delà, elle subit des modifications. Avant ce temps, elle n'est point encore à sa place ; après ce temps, elle n'y est plus. Aussi la voit-on diminuer de fréquence à mesure qu'on s'éloigne de la puberté, soit en remontant jusqu'à la naissance, soit en descendant vers la vieillesse, et à ces deux limites extrêmes elle devient très-rare ; en même temps ses symptômes caractéristiques s'effacent, et, au milieu d'innombrables anomalies de forme et de marche, elle devient souvent si difficile à reconnaître qu'il faut en quelque sorte la deviner.

Les 55 cas de fièvre typhoïde que j'ai recueillis en 1856 à l'hôpital des Enfants étaient ainsi répartis :

| | |
|---|---|
| Au-dessous de 5 ans, | 5 cas. |
| De 5 à 10 ans, | 17 » |
| De 10 à 15 ans, | 33 » |

Comme l'on peut le voir par ce relevé, la fréquence augmente beaucoup à mesure qu'on approche de la puberté.

A mesure que sa fréquence augmente, la maladie tend de plus en plus à être complète, normale, et la fièvre typhoïde d'un enfant de quinze ans est presque semblable à celle de la jeunesse.

Je reviendrai plus loin sur les caractères présentés par cette maladie pendant l'enfance. Je vais d'abord esquisser le tableau de la fièvre typhoïde normale, celle de la puberté. Il me sera facile ensuite de comparer à ce type les différentes formes qu'on rencontre dans le jeune âge.

Pendant quelques jours, environ une semaine, la maladie s'annonce par un sentiment de pesanteur et de fatigue. Les bras et les jambes semblent brisés. Le moindre travail devient impossible. De temps en temps le malade éprouve quelques frissons. Les fonctions digestives sont troublées. Le ventre est douloureux, l'appétit disparaît, la diarrhée commence. Puis surviennent les saignements de nez, le mal de tête, les bourdonnements d'oreilles. Les nuits sont agitées, pleines de rêvasseries. Enfin la fièvre s'allume, et le malade garde tout à fait le lit.

Lorsque l'affection typhoïde s'est complètement déclarée, les symptômes deviennent de plus en plus caractéristiques. Le mal de tête est violent et s'accompagne d'assoupissements. Secoue-t-on le malade, il se réveille, répond plus ou moins nettement à la question qu'on lui adresse, puis retombe dans sa somnolence. Bientôt il ne répond même plus lorsqu'on l'interroge. La face est colorée, et, dans certains cas, baignée de sueur. Les narines sont sèches et la poussière s'y fixe. La langue, d'abord blanche au centre et rouge sur les bords, se couvre ensuite d'un enduit épais qui se dessèche; elle devient alors brune, dure et semblable à la langue d'un perroquet. Le même enduit brun existe sur les gencives et les dents. Du côté de la poitrine on observe une légère toux. Le ventre ne tarde pas à être tendu, ballonné. Le développement des gaz est quelquefois tel qu'il gêne la respiration et produit l'asphyxie. En palpant le ventre, on y détermine de la douleur, et l'on sent à droite du gargouillement. Les selles sont liquides, plus ou moins fréquentes, en général très-fétides; dans les cas très-graves elles deviennent sanguinolentes.

A la fin de la première semaine, très-rarement avant le septième jour, on aperçoit sur le ventre de petites taches rosées de la grosseur d'une lentille, disparaissant un instant sous la pression. Ces taches sont limitées au ventre, ou bien se montrent en même temps sur la poitrine et sur les bras. Leur nombre ne paraît pas en rapport avec la gravité de la maladie. Plus tard apparaissent quelquefois des taches hémorragiques, connues sous le nom de pétéchies. Elles constituent un symptôme très-grave.

Pendant un nombre de jours variable suivant la durée totale de la maladie, l'état du ventre, de la langue et de la poitrine subit peu de changements. Il est, du reste, à peu près le même chez tous les malades, avec de simples différences dans le degré d'intensité des symptômes.

La peau reste ordinairement sèche et donne au toucher une sensation de chaleur âcre, mordante, qui appartient en propre à la fièvre typhoïde. Vers la fin de la deuxième semaine, elle perd un peu de sa sécheresse, et l'on voit dans beaucoup de cas apparaître en certains points, principalement au cou, de petites vésicules blanches appelées sudamina.

La fièvre est continue, mais son intensité augmente à certaines heures du jour. Le pouls est remarquable, dans la plupart des cas, par un caractère particulier : la pulsation est double. La fréquence du pouls varie beaucoup suivant les sujets ; elle dépasse rarement le chiffre 100, ou ne le dépasse que pendant quelques jours. Dans certains cas le pouls reste lent, quelquefois même il devient plus lent qu'en état de santé. J'en ai cité dans ma thèse un remarquable exemple. Il s'agit d'un jeune homme de dix-huit ans, chez qui le poul battait quarante-huit fois par minute au début de la maladie. Il descendit jusqu'à trente-six pulsations seulement. Pendant la convalescence il remonta au chiffre 60.

La somnolence est accompagnée souvent d'un délire tranquille et d'un symptôme dont la gravité a été un peu exagérée; je veux parler de la carphologie, sorte de mouvement des mains par lequel le malade semble occupé à prendre sur son lit de petits corps légers comme du duvet. Dans d'autres cas, il existe du délire avec agitation, et l'on peut être obligé d'attacher le malade. Tantôt les phénomènes de prostration dominent, tantot les phénomènes d'excitation cérébrale.

Dans le courant de la troisième semaine, lorsque le cas est léger, mais souvent au bout d'un mois et plus, une petite amélioration se fait sentir. Elle se traduit aussitôt par une modification du pouls et de la langue : le pouls est moins rebondissant, la langue est moins sèche; la croûte qui la couvre se ramollit; la peau perd sa chaleur âcre et prend un peu de souplesse. En même temps se passe un phénomène remarquable : le malade maigrit tout à coup. Cet amaigrissement est un bon signe. Tant qu'il ne s'est pas produit, tant que la face reste pleine, colorée, la maladie n'est pas sur le point de finir.

Pendant l'évolution de ces phénomènes morbides, si l'équilibre entre eux est maintenu, si aucun ne devient prédominant à l'excès, quelle que soit leur intensité, ils ne tuent pas, ou du moins cette terminaison fatale est exceptionnelle. Tandis que, dans une fièvre ty-phoïde même d'intensité médiocre, si l'état morbide est inégalement réparti, l'organe plus spécialement frappé devient le siége d'accidents toujours graves, souvent mortels. C'est ainsi que le catarrhe bronchique et la congestion pulmonaire qui existent toujours à un degré variable peuvent se changer en pneumonie.

Le malade qui vient de subir la rude épreuve d'une fièvre typhoïde semble, lorsqu'il entre en convales-cence, commencer une nouvelle vie. Il refait connais-sance avec le monde extérieur. Son état présente plus d'un rapport avec celui d'un nouveau-né; ses organes sont d'une susceptibilité qui fait tout le danger de la convalescence.

L'émaciation, le dépouillement complet de l'indi-vidu se produit plus ou moins rapidement suivant sa constitution. Chez ceux qui sont naturellement faibles ou affaiblis par une maladie antérieure, ce résultat se fait moins longtemps attendre, et la maladie est en gé·néral plus courte, fait remarquable que Chomel signa-lait sans l'expliquer.

A l'amaigrissement, à la débilitation profonde de l'individu s'ajoutent l'exfoliation de l'épiderme et la chute des cheveux.

Dans aucune maladie la convalescence n'est plus longue. Les organes de la digestion restent si impres-sionnables que l'alimentation doit être dirigée avec une extrême prudence; et les précautions sont d'autant plus nécessaires que l'appétit est violent.

20

Lorsque la fièvre typhoïde a été ainsi normale et complète, elle ne récidive pas.

Il va m'être facile maintenant de comparer à ce type qui vient d'être décrit la fièvre typhoïde des enfants.

*Dans l'enfance* la fièvre typhoïde est en général adoucie. Beaucoup de symptômes font défaut, et, lorsque les plus caractéristiques manquent, on se trouve en présence d'une maladie que l'on a voulu complètement séparer de la fièvre typhoïde, en l'appelant fièvre continue, muqueuse, et qui n'est qu'une fièvre typhoïde atténuée, ébauchée.

Avant de parler des diverses formes que la maladie peut revêtir chez les enfants, je vais indiquer les différences présentées par chaque symptôme en particulier.

Le début est plus rapide. Il s'annonce plus souvent que chez les adultes par des vomissements. Les saignements de nez manquent dans beaucoup de cas. Les troubles digestifs sont moins prononcés. L'appétit disparaît moins promptement.

La maladie une fois déclarée, lorsque l'enfant garde le lit, il est rare que la prostration soit grande. Dans la plupart des cas il y a seulement un peu de somnolence, et les réponses restent nettes. Le délire est nocturne ; rarement on l'observe pendant le jour. Presque tous les enfants prennent dans leur lit des positions variées, tandis que les adultes, une fois couchés sur le dos, n'ont pas la force de changer de position.

La langue et les gencives se couvrent rarement d'une croûte fuligineuse et dure.

La langue est ordinairement rouge à la pointe et sur les bords, tandis que le centre est blanc, avec un pointillé rouge. Elle est poisseuse.

Quelquefois les gencives et les lèvres sont saignantes.

Le plus souvent il existe de la diarrhée, mais quelques enfants restent constipés. Cette constipation est vraie. Je veux dire par ce mot qu'elle ne consiste pas seulement en une absence de selles. Les matières sont solides; tandis que chez l'adulte, si pendant un ou plusieurs jours il n'y a pas de selles, l'intestin contient cependant des matières liquides, et la constipation n'est qu'apparente.

Les selles involontaires sont un symptôme moins grave chez les enfants que dans un âge plus avancé, car il en est qui laissent aller sous eux par paresse ou par habitude.

Le ballonnement du ventre est rarement très-prononcé. C'est que l'intestin, comme l'organisme tout entier, étant moins profondément atteint que chez l'adulte, conserve la faculté de réagir contre les gaz, et les expulse au lieu de se laisser distendre. Et si, la maladie étant assez intense, l'intestin commence à être frappé d'atonie, on réveille assez facilement sa contractilité au moyen d'un purgatif.

Les taches rosées lenticulaires manquent souvent. Rarement elles sont nombreuses. Dans certains cas elles apparaissent en plusieurs fois. Les sudamina manquent aussi chez quelques malades ; on les trouve généralement en petit nombre sur les côtés du cou.

La fréquence du pouls varie beaucoup. Il n'est rebondissant que chez les enfants âgés de plus de dix ans.

On observe quelquefois dans les cas graves des tournioles aux doigts. C'est un symptôme d'un fâcheux pronostic.

En résumé, on constate chez les enfants un début plus rapide, l'atténuation de beaucoup de symptômes, l'absence de quelques-uns ; une prostration moins profonde ou moins prolongée, qui rend bien plus rare que chez l'adulte la production d'eschares à la peau dans les points qui supportent le poids du corps. La convalescence est notablement plus courte. Assez souvent, au moment où la maladie se termine, il se forme un abcès dans quelque point du corps, plus particulièrement aux fesses.

La terminaison de la fièvre typhoïde n'est pourtant pas toujours heureuse chez les enfants ; mais la mort est occasionnée dans presque tous les cas par une complication indépendante de la maladie elle-même. C'est le muguet, une angine couenneuse ou gangrèneuse, ou quelque autre affection qui vient compliquer la fièvre typhoïde. J'ai vu cependant guérir deux enfants malgré l'apparition du muguet. Ces complications sont beaucoup plus rares en ville que dans les hôpitaux. Enfin, il est assez fréquent de voir la convalescence entravée par quelque fièvre éruptive qui vient ajouter ses dangers à ceux déjà courus par le malade.

La fièvre typhoïde m'a paru revêtir dans l'enfance trois formes différentes.

La plus rare est la forme grave avec prostration, délire, complications fréquentes et presque tous les symptômes présentés par les adultes.

La deuxième forme est une sorte de réduction de la fièvre typhoïde normale ; c'est comme une miniature. Tout y est, mais en petit. Deux ou trois taches lenticulaires apparaissent et s'évanouissent presque aussitôt. Une légère toux, un peu de délire pendant la nuit et de somnolence à certaines heures du jour, une ou deux tentatives d'épistaxis (saignements de nez), une ou deux selles liquides chaque jour complètent le tableau. La maladie a cessé au bout d'une quinzaine de jours, et la convalescence est courte.

Dans la troisième forme, la maladie semble faire tous ses efforts pour être complète, sans pouvoir y parvenir d'un seul coup. L'évolution se fait alors en plusieurs fois. Après quelques jours la fièvre tombe, le malade mange et se lève. Puis la fièvre reparaît ; une nouvelle éruption de taches a lieu ; tous les symptômes se renouvellent, et la maladie ne se termine qu'après une ou plusieurs hésitations.

On a attribué la fièvre typhoïde à diverses causes, à l'excès de fatigue ou d'étude, à une mauvaise hygiène. Je ne puis nier l'influence occasionnelle de ces causes, mais leur importance me paraît secondaire.

J'ai peu de chose à dire du traitement. On a tour à tour préconisé plusieurs méthodes. Les émissions sanguines, la quinine, les purgatifs et d'autres ont successivement obtenu la préférence. Mais toute méthode est mauvaise, car il y a autant de maladies que de malades, et les indications varient suivant les individus. Les purgatifs rendent de grands services ; la quinine est utile dans certaines formes, et contre les accès de fièvre qui se montrent assez souvent dans la convalescence. Les émissions sanguines sont rarement indiquées.

Les boissons seront tièdes en hiver, à cause de l'état de la poitrine ; elles seront pendant l'été à la température de la chambre. On donnera de l'eau de gomme sucrée, de la limonade cuite ou de l'eau édulcorée avec du sirop de groseille ou de cerise, plutôt que des infusions. Dès que la maladie est arrivée à sa période d'état, il devient nécessaire de donner quelques cuillerées de bouillon.

La température de la chambre doit être peu élevée, et il faut entretenir un air pur autour du malade. A chaque évacuation la fétidité des matières rappellera la nécessité de renouveler l'air.

Autant que possible une seule personne doit séjourner dans la chambre du malade ; et comme la contagion de la fièvre typhoïde a été prouvée par des exemples incontestables, les enfants seront tenus éloignés.

Pendant la nuit, une garde assidue est nécessaire à cause du délire et de l'obligation d'humecter souvent la bouche.

La propreté la plus méticuleuse est commandée.

On ne doit pas craindre de changer souvent les draps
et la chemise, et de refaire le lit. Il suffit d'agir avec
précaution pendant l'hiver.

Pendant la convalescence il faut, lorsque la saison
le permet, tenir la fenêtre ouverte pendant plusieurs
heures, afin que le malade respire l'air extérieur.

Le convalescent doit être levé le plus tôt possible.
Les premières fois il est pris de vertige et ne peut rester qu'un instant sur un fauteuil. Mais peu à peu les
forces reviennent ; il arrive à passer quelques heures
hors de son lit. Alors il ne faut point tarder à le faire
sortir en voiture, et sitôt qu'il peut marcher, si la saison est favorable, il est utile de l'envoyer à la campagne.

L'alimentation sera progressive, et cette progression
plus ou moins rapide suivant l'état des organes digestifs. Si l'estomac est paresseux, on fera prendre le matin, à jeun, un tasse de camomille, et, au moment des
repas, une cuillerée de vin de quinquina.

Je me suis étendu un peu longuement sur la fièvre
typhoïde, parce que cette maladie a été pour moi l'objet d'une étude spéciale, et qu'elle occupe une grande
place dans l'imagination inquiète des mères. Comme
elles voient le croup dans le moindre enrouement,
elles soupçonnent l'affection typhoïde dans la moindre
fièvre avec mal de tête et abattement. C'est pourquoi
j'ai cru nécessaire de leur en indiquer avec soin les
symptômes, afin que, les connaissant bien, elles ne
croient point les voir alors qu'ils n'existent pas.

On remarquera que, dans cet examen des maladies les plus communes de l'enfance, j'ai passé complètement sous silence la *bronchite*, la *pneumonie* et la *pleurésie*. C'est que ces trois affections, dont la dernière est d'ailleurs assez rare, se présentent à leur début avec des symptômes communs, la toux et la fièvre. Leurs signes différentiels sont principalement fournis par l'auscultation. Il en résulte que les mêmes conseils sont applicables à ces trois maladies. Lorsqu'un enfant est pris de rhume avec une fièvre continue assez intense, il doit être mis au lit et privé de nourriture ; on lui donne à boire des infusions chaudes, ou, s'il les refuse, de l'eau gommée.

La bronchite légère, autrement dit le simple rhume, s'accompagne quelquefois d'un peu de chaleur à la paume des mains et de fièvre à certaines heures du jour, particulièrement le soir. Cette petite fièvre n'exige pas le séjour au lit ; mais l'enfant doit être bien couvert et gardé dans la chambre.

Je viens de dire qu'au début la bronchite, la pneumonie et la pleurésie se ressemblaient quant aux symptômes apparents. Il en est un cependant qui peut faire soupçonner un commencement de pneumonie, ce sont les vomissements.

La pneumomie dans l'enfance est une maladie dont l'étude extrêmement complexe ne saurait trouver place dans ce livre. La pneumonie est, en effet, dans certains cas, franche et primitive, c'est-à-dire indépendante de toute autre affection. Mais, dans un nombre de cas bien plus considérable, elle est secondaire, bâtarde, et survient pendant le cours d'une autre affection qu'elle complique.

Plus l'enfant est jeune, moins il y a de chance que la pneumonie soit primitive et franche. Lorsqu'elle se présente dans ces bonnes conditions, la règle est qu'elle guérisse, même chez les très-jeunes enfants. Lorsque, au contraire, elle est bâtarde, le diagnostic en devient parfois très-difficile, et la maladie est bien souvent au-dessus des ressources de l'art.

———

Lorsqu'un enfant tombe malade à la campagne, s'il faut, après l'arrivée du médecin souvent tardive, envoyer un peu loin chercher le remède ordonné, cette perte de temps peut être fatale dans certains cas. Il est donc utile de pouvoir mettre quelques médicaments à la disposition du médecin.

Je conseille de composer cette pharmacie restreinte avec les médicaments suivants qui sont faciles à conserver :

Poudre d'ipécacuanha, en paquets de 50 centigrammes.

Tartre stibié (émétique), en paquets de 5 centigrammes.

Calomel, en paquets de 10 centigrammes.

Laudanum de Sydenham.

Chloroforme.

Baume tranquille.

Ammoniaque.

Eau de chaux médicinale.

Perchlorure de fer.

Teinture d'arnica.

Extrait de saturne.

Emplâtre à vésicatoire.

Diachylon.

Taffetas.

Farine de graine de lin et de moutarde.

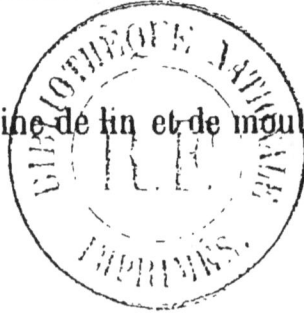

FIN.

# TABLE DES MATIÈRES.

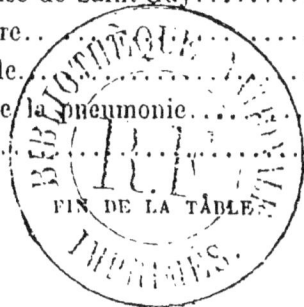

FIN DE LA TABLE.

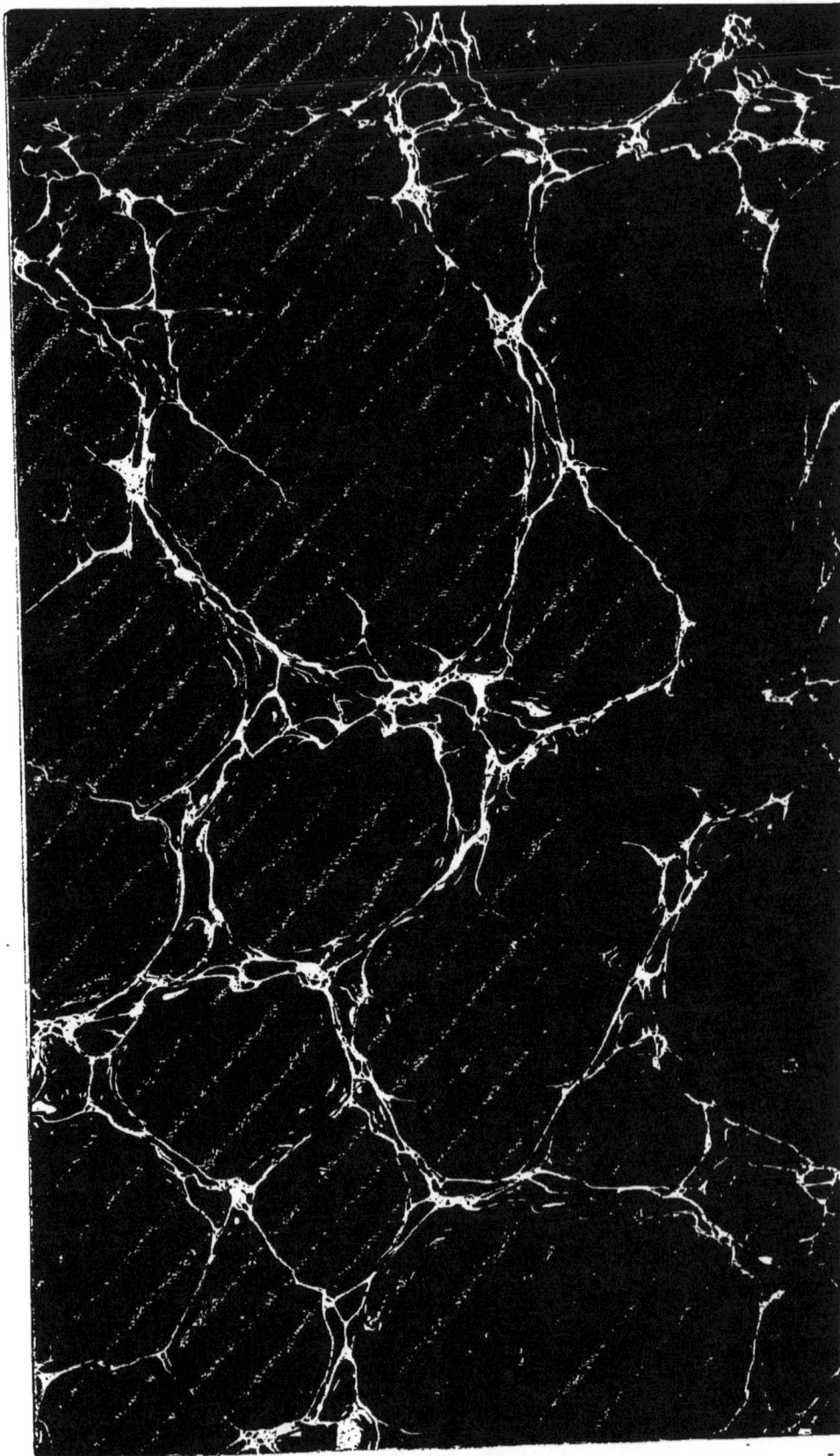

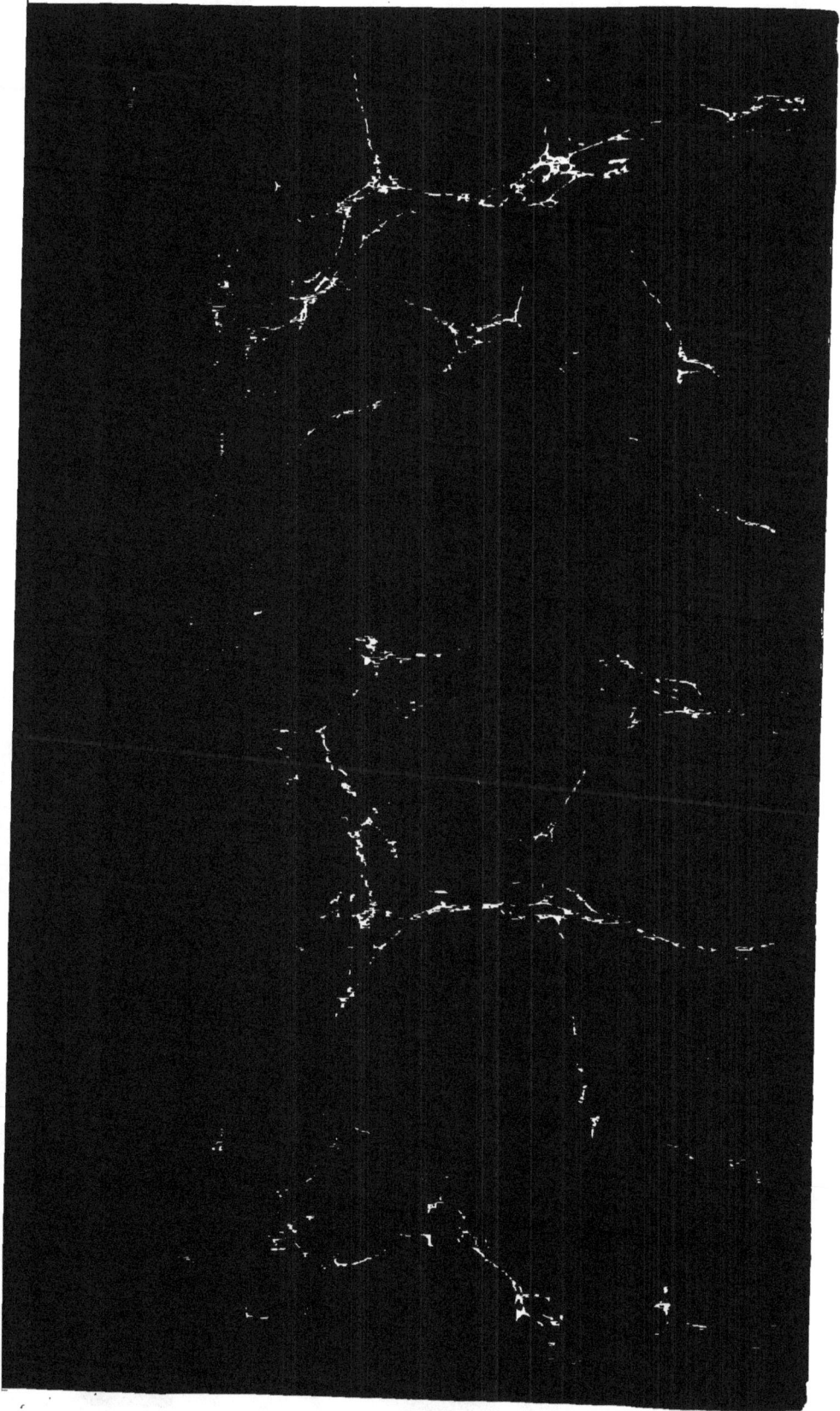